Low Carb Dieta

Recetas para principiantes Guía para quemar grasa + 45 Recetas de baja pérdida de peso probadas en carbohidratos (Libro en español / Low Carb Diet Spanish Book)

Por Simone Jacobs

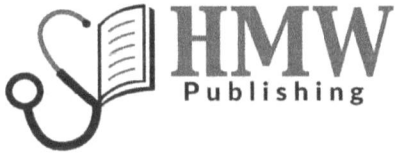

Para más libros visite:

HMWPublishing.com

Descargue otro libro de forma gratuita

Quiero darle las gracias por la compra de este libro y ofrecerle otro libro (igual de largo y valioso como este libro), "Errores De Salud Y Fitness Que No Sabe Que Está Cometiendo", completamente gratis. Desafortunadamente, este libro solo está disponible en inglés. Aún espero que disfrute este regalo.

Visite el siguiente enlace para registrarse y recibirlo: www.hmwpublishing.com/gift

En este libro, voy a desglosar los errores de fitness y salud más comunes, que probablemente está cometiendo ahora mismo, y voy a revelar cómo puede conseguir fácilmente la mejor forma de su vida.

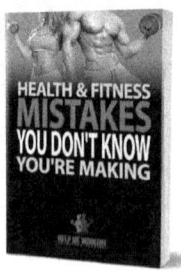

Además de este valioso regalo, también tendrá la oportunidad de conseguir nuestros nuevos libros de forma gratuita, así como también participar en sorteos y recibir otros valiosos correos de mi parte. De nuevo, visite el enlace para registrarse: www.hmwpublishing.com/gift

TABLA DE CONTENIDO

Introducción   10

Capítulo 1: ¿Qué es la dieta baja en carbohidratos?   13
¿Comer ricas comidas y bajar de peso?...........14
¿Cómo me ayudará la dieta baja en carbohidratos a bajar de peso y mantenerme saludable?............15
¿Funciona?............16
¿Cómo funciona?............17
Seguimiento de sus carbohidratos netos............18
¿Cómo puedo monitorear mis carbohidratos netos?............19
¿Es necesario hacer ejercicio?............21
Las fases de la dieta baja en carbohidratos............21
Fase 1: Inducción............22
Fase 2: Equilibrio............23
Fase 3: Pre-mantenimiento............24
Fase 4: Mantenerlo de por Vida............24
¿Cuánto peso puedo esperar a perder?............25

Capítulo 2: Lista de Alimentos permitidos 26
Fase 1: Inducción - 20 gramos de carbohidratos netos diarios (de 12-15 gramos netos de carbohidratos vegetales)............26
Otros Alimentos permitidos............30
La transición de inmediato............44

Capítulo 3: La cetona - Quemar grasa y perder peso 49

10 señales de cetona 50

Mal aliento 51

Pérdida de peso 52

El aumento de cetonas en la sangre 52

El aumento de cetonas en el aliento u orina 53

La supresión del apetito 54

Fatiga y debilidad a corto plazo 55

Disminuye el rendimiento en corto plazo 56

Aumento de la energía y concentración 57

Problemas digestivos 58

Insomnio 58

¿Cuándo la cetona se convierte en una preocupación?........59

¿Todavía puedo seguir una dieta baja en carbohidratos si soy vegetariano?...60

Los beneficios saludables de la dieta baja en carbohidratos 62

Disminución del apetito 63

Pérdida de peso 64

Perder la grasa del vientre 65

Disminuir los triglicéridos 66

Incrementa los niveles de lipoproteína de alta densidad (HDL) 67

Mejora los patrones de LDL 69

Reduce el azúcar en la sangre y los niveles de insulina ..70

Reduce la presión arterial 71

Se usa para tratar el síndrome metabólico 72
Es terapéutico para varios trastornos cerebrales 73

Capítulo 4: Cómo lidiar con los efectos secundarios de la dieta baja en carbohidratos   76
Efectos secundarios más comunes 77
La inducción de la gripe 77
Calambres en las piernas 81
Estreñimiento 82
Mal aliento y olor corporal 83
Palpitaciones del corazón 86
Disminución del rendimiento físico 90
Efectos secundarios menos comunes 91
Pérdida temporal del cabello 91
El colesterol elevado 93
Menor tolerancia al alcohol 95
El peligro potencial para las madres lactantes 96
Erupción Keto 98

Capítulo 5: recetas del desayuno   103
Rollos de desayuno (Fase 1) 103
Tortilla con jamón, queso y pimiento (Fase 1) 106
Waffles de mantequilla de soya y canela (Fase 1) 109
Panqueques de chocolate de soya (Fase 1) 112
Zoodle Stir-Fry con parmesano y tocino (Fase 1) 114

Pan rápido de soya, jalapeño, y queso Jack (fase 1) 116

Magdalenas de soya y Zucchini (Fase 2) 118

Mini magdalenas de Soja de Almendra con canela (Fase 2) ... 120

Pan rápido de calabacín y Almendra (Fase 2) 122

Budín de pan de almendras para el desayuno 125

Barras de coco para el Desayuno 127

Quiche de Brócoli y Champiñón 129

Capítulo 6: Recetas de almuerzo   131

Ensalada de carne con inspiración asiática (Fase 1) 131

Carne de cerdo picada con salsa de tomate, cebolla (Fase 1) .. 134

Sopa de Dieta baja en carbohidratos 136

Brocheta de Pavo y Ensalada de tomate 139

Ensalada de pollo y tortillas 141

Ensalada club de pollo y tocino 144

Hamburguesas de atún 146

Alcachofa de cangrejo y Queso Puff 148

Deleite de camarones y aguacate 150

Ostras envueltas en tocino 152

Ensalada de camarones picante 154

Bolas de queso en Rollos de jamón 156

Capítulo 7: bocadillos, postres y aperitivos 158

Canela, leche de coco y huevos de natilla (Fase 1) 158

Castaña de agua Envuelta en tocino mejor conocido como Rumak (Fase 1) 161

Alas de búfalo Horneados con inmersión de queso azul (fase 1) 164

Pudding de Yorkshire (Fase 2) 167

Té verde japonés y Galletas de merengue (Fase 1) 170

Corteza de cerdo nachos 172

Macarrones con queso (IF) 174

Pizza baja en carbohidratos 176

Queso, aguacate y atún saborizado 178

Champiñones rellenos de Queso y tocino 179

Capítulo 8: Recetas de cenas 182

Empanadas de feta, mezclado de verduras y carne (Fase 1) ... 182

Salmón a la plancha y ensalada de verduras mixtas con aderezo italiano (Fase 1) 184

Salmón al horno con pimientos asados y salsa de Bok Choy (Fase 1) 187

Pollo Al ajo-limón 190

Pastel de carne 193

Pizza con corteza de Coliflor 196

Pavo y Camarones con queso feta 200

Pescados a la mantequilla con Ajo y limón 203

Tilapia con corteza de linaza y Parmesano 205

Delicia de salmón 208

Lonjas de Salmón con Queso 210

Palabras finales   212

Sobre el co-autor   214

Introducción

Quiero agradecerle y felicitarle por la adquisición del libro "Dieta baja en carbohidratos". Este libro contiene los pasos y estrategias comprobados sobre cómo usted puede hacer la transición a la dieta baja en carbohidratos con éxito. También descubrirá cómo se puede comer a placer y aun así perder peso, así como también esto le ayudará a mantenerse saludable. Además, aprenderá las ventajas de reducir su consumo de carbohidratos. Por otra parte, este libro también explicará y revelará cómo hacer frente a los efectos secundarios. Por último, también le proporcionaremos ¡45 recetas bajas en carbohidratos, que puede comenzar de inmediato! Una vez más, gracias por adquirir este libro, espero que lo disfrute.

Además, antes de comenzar, le recomiendo que se una a nuestro boletín informativo por correo electrónico para recibir actualizaciones sobre cualquier próxima publicación o promoción de un nuevo libro. Puede registrarse de forma gratuita y, como bonus, recibirá un regalo gratis. ¡Nuestro libro "Errores De Salud Y Fitness Que No Sabe Que Está Cometiendo"! Este libro ha sido escrito para desmitificar, exponer lo que se debe y no se debe hacer y, finalmente, equiparlo con la información que necesita para estar en la mejor forma de su vida.

Debido a la cantidad de información errónea y mentiras contadas por las revistas y los autoproclamados "gurús", cada vez es más difícil obtener información confiable para ponerse en forma. A diferencia de tener que pasar por docenas de fuentes parciales y poco fiables para obtener su información de salud y estado físico. Todo lo que necesita para ayudarlo se ha desglosado en este libro para que pueda seguirlo fácilmente y obtener resultados inmediatos para alcanzar sus objetivos de actividad física deseados en el menor tiempo posible.

Una vez más, para unirse a nuestro boletín gratuito por correo electrónico y recibir una copia gratuita de este libro, visite el enlace y regístrese ahora: www.hmwpublishing.com/gift

Capítulo 1: ¿Qué es la dieta baja en carbohidratos?

En la mayoría de los casos, cuando hablamos de la dieta, Quiere decir alimentos poco atractivos, insípidos significa blando, alimentos poco atractivos y opciones de comida, que no inspiran a que nadie se adhiera al estilo de vida y alimentación saludable. Otros alimentos son también ineficaces que luego de consumirlos por meses, la decepción te haría renunciar.

Usted ya no tiene que estar descontento con sus esfuerzos de pérdida de peso. ¿Cómo te suena el tocino crujiente y huevos fritos en la mañana? ¿Qué tal salmón ahumado con queso cremoso para el almuerzo o el filete cocinado con mantequilla para la cena? Estas opciones de comida por lo general no se ven como los platos que uno ingiere cuando está en una dieta. ¿Qué pasa si te digo que no sólo puedes disfrutar de muchas recetas como para chuparse los dedos como las mencionadas anteriormente, y perderías peso, mientras las comes?

Suena demasiado bueno para ser verdad, ¿Cierto? Con la dieta baja en carbohidratos, disfrutar de deliciosas comidas mientras se pierde peso no es sólo una posibilidad. Se convertirá en tu nuevo hábito de vida saludable. ¿Quién no querría ser capaz de comer casi cualquier cosa y todavía estar sano y en forma?

¿Comer ricas comidas y bajar de peso?

¡Definitivamente! Aprenderás que con la dieta baja en carbohidratos, al limitar los carbohidratos todavía te permitirá disfrutar de las opciones de comidas deliciosas e incluso perder peso. Este plan de alimentación es bajo en carbohidratos, pero es rico en grasas y proteínas, por lo que no se sentirán desfavorecidos y con hambre.

¿Platos ricos en grasas y proteínas? ¿Es eso malo? A primera vista, parecería que sí. Sin embargo, cuando te fijas detalladamente en esta dieta, se centra más en grasas saludables y proteínas magras más alta en fibra como parte de su plan. Eso es todo lo bueno que tu cuerpo necesita.

¿Cómo me ayudará la dieta baja en carbohidratos a bajar de peso y mantenerme saludable?

La dieta baja en carbohidratos es una pérdida de peso revolucionaria y el plan de salud es una de muchas tendencias similares de la dieta baja en carbohidratos la cual hace hincapié en la restricción de carbohidratos mientras se centra en comer grasas saludables y proteínas magras.

¿Funciona?

¡Por supuesto! De hecho, es una de las mejores dietas bajas en carbohidratos, y varios investigadores muestran que si funciona. Si usted es una persona que llena el día con una gran cantidad de carbohidratos procesados, como papas, pasta y pan y no come muchas verduras y frutas, entonces, esta es la dieta que necesita para comenzar a perder peso y estar más saludable y en forma.

En cualquier plan de dieta, cambiar sus hábitos alimenticios y opciones en la comida es siempre el primer paso y el más difícil. Las opciones de abundante y deliciosa comida y muchos de la dieta baja en carbohidratos hacen que este primer paso sea mucho más fácil que la mayoría de las otras dietas. Esta dieta no sólo te ayuda a perder peso, es un plan de alimentación sostenible para alcanzar un estilo de vida saludable. No sólo perderá peso; sino que aumentará su energía y resolverá problemas específicos de salud, como el síndrome metabólico y la hipertensión arterial.

¿Cómo funciona?

El principal énfasis de la dieta baja en carbohidratos es el equilibrio correcto de carbohidratos, grasas y proteínas para una salud óptima y la pérdida de peso. De acuerdo con esta dieta, la dieta típica baja en grasas y el alto contenido de carbohidratos, es la causa principal de la obesidad y los problemas relacionados con la salud, tales como enfermedad cardíaca y diabetes tipo 2.

Esta dieta hace hincapié en que no se tiene que evitar recortar el exceso de grasa o evitar los cortes grasos de carne. Lo que sí es importante es controlar o limitar el consumo de carbohidratos. ¿Por qué? El comer demasiados carbohidratos, como harina blanca principalmente, el azúcar y otros carbohidratos refinados conduce a desequilibrios en los niveles de azúcar en la sangre del cuerpo, lo que provoca problemas cardiovasculares y pérdida de peso. En ese sentido, la dieta baja en carbohidratos hace hincapié en la restricción de carbohidratos y promueve comer más grasa y proteína. Tenga en cuenta, sin embargo, que este alimento no es una dieta alta en proteínas.

Seguimiento de sus carbohidratos netos

Los carbohidratos son los azúcares, almidones y fibra que se encuentra en los granos, las verduras, los productos lácteos y las frutas. Son macronutrientes, lo que significa que son una de las tres principales formas, además de grasa y proteína, por las cuales el cuerpo obtiene calorías o la energía que necesita.

Mientras que la mayoría de las otras dietas monitorean los gramos de grasa o calorías, la dieta baja en carbohidratos no requiere el conteo de las calorías o el control de las porciones. Lo que si requiere es el monitoreo de sus carbohidratos netos. Al limitar los carbohidratos netos de sus comidas, su cuerpo aprenderá gradualmente a utilizar y quemar la grasa almacenada en el cuerpo, lo que resulta en la pérdida de peso y una mejor salud.

¿Cómo puedo monitorear mis carbohidratos netos?

Los carbohidratos netos son el contenido total de carbohidratos (gramos totales) de alimento o plato, menos el contenido de su fibra (gramos totales). Por ejemplo, 1 taza de coliflor tiene 5,3 gramos de carbohidratos totales y 2,4 gramos de fibra, dándoselo a un carbohidrato neto de 2,8 gramos. ¿Por qué le restamos los gramos de fibra? Hacemos esto porque el cuerpo no absorbe la fibra y ayuda a retardar la absorción de hidratos de carbono.

Cuando cuentas los carbohidratos netos por comida, comenzarás a enseñarle a su cuerpo a quemar la grasa almacenada y a regular el azúcar en la sangre, lo que le ayuda a alcanzar su peso ideal y una salud óptima, sin que se sienta desanimado o con hambre.

Mantener monitoreado el consumo de carbohidratos netos le ayudará a identificar su tolerancia a los carbohidratos o los gramos de carbohidratos netos que puede consumir todos los días sin perder o ganar peso. Mientras más aprende acerca de su tolerancia a los carbohidratos, mejor podrá planificar sus comidas para cada día.

¿Es necesario hacer ejercicio?

Aparte de comer comidas saludables, bajas en carbohidratos, el ejercicio es esencial para la pérdida de peso y mantener su peso ideal. Así que elija una actividad física que se adapte a su estilo de vida y sus necesidades. Póngase en movimiento y trate de mantenerse activo durante al menos 20 minutos o más todos los días.

Las fases de la dieta baja en carbohidratos

Esta dieta baja en carbohidratos tiene 4 fases. Dependiendo de sus objetivos en la pérdida de peso y su necesidad, puede comenzar su dieta en cualquiera de las tres primeras etapas.

Fase 1: Inducción

Este paso es estricto. Usted tendrá que eliminar casi todos los carbohidratos de su dieta y comer sólo 20 gramos de carbohidratos netos al día, los cuales en su mayoría se obtienen de los vegetales. En lugar de obtener 45-65 por ciento de sus necesidades de calorías de los carbohidratos, sólo obtendrá un 10 por ciento. Durante esta fase, tendrá que ceñirse a la lista de verduras, que son verduras bajas en carbohidratos, tales como pimientos, frijoles verdes, pepino, apio, brócoli, espárragos, etc., y que deben ser la fuente principal de los 12 -15 gramos de carbohidratos netos para el día. Cada comida debe incluir proteínas, tales como huevos, carne, aves de corral, mariscos, pescado y huevos. No hay necesidad de restringir la grasa y aceites durante esta etapa, pero necesita eliminar la mayor parte de alcohol, frutos secos, cereales, pasta, pan, productos horneados con azúcar y frutas durante esta fase.

Fase 2: Equilibrio

Durante este período, seguirá consumiendo de 12-15 gramos de carbohidratos netos a partir de vegetales y evitar los alimentos con azúcares. Agréguele lentamente a su dieta algunos nutrientes ricos en carbohidratos durante esta etapa, tales como semillas y nueces, bayas, melón, o las cerezas, legumbres, jugo de tomate y más vegetales. Seguirá bajando de peso durante esta fase y permanecerá en esta etapa hasta que esté casi de 4.5 kilogramos o 10 libras más cerca de su meta de peso. Durante este período, puede aumentar los carbohidratos netos diarios de 25-50 gramos.

Fase 3: Pre-mantenimiento

Esta es la etapa en donde se puede ampliar gradualmente la variedad de alimentos que usted ingiere, incluyendo granos enteros, vegetales con almidón, frutas complementarias. También se puede añadir unos 10 gramos de carbohidratos en su dieta todas las semanas, recortando cuando note que su pérdida de peso se detuvo. Aquí es cuando usted descubrirá el alcance de su tolerancia a los carbohidratos. Usted permanecerá en esta etapa hasta que alcance su meta de peso. Durante esta fase, puede aumentar los carbohidratos netos diarios de 50-80 gramos.

Fase 4: Mantenerlo de por Vida

Después de que haya alcanzado su meta de peso, continuará a este paso, el cual se convertirá en su plan de comidas de por vida. Usted tendrá que mantener sus carbohidratos netos diarios entre 80-100 gramos.

¿Cuánto peso puedo esperar a perder?

Durante las dos primeras semanas de la fase de inducción, se puede perder alrededor de 6,8 kilogramos o 15 libras. Esta dieta reconoce que usted perderá inicialmente el peso del agua. A medida que continúe a la fase 2 y fase 3, tendrá una mejor idea de su tolerancia a los carbohidratos, lo que le ayudará a planificar sus comidas para que usted no coma más carbohidratos de los que su cuerpo puede tolerar.

Capítulo 2: Lista de Alimentos permitidos

Entonces, ¿Qué puedo comer? Bueno, sencillamente aquí tiene una guía accesible a las listas de alimentos que usted puede comer para cada fase. También incluye los carbohidratos netos de los alimentos más comunes que se pueden elegir para planificar sus comidas diarias.

Fase 1: Inducción - 20 gramos de carbohidratos netos diarios (de 12-15 gramos netos de carbohidratos vegetales)

Usted es libre de disfrutar la mayor parte de la carne, aves y pescado, debido a que no contienen hidratos de carbono. Sin embargo, consulte la siguiente lista para asegurarse de que está recibiendo sus 12-15 gramos de carbohidratos netos en verduras también.

Todos los peces, incluyendo	Todas las aves, incluyendo	Todos los mariscos, incluyendo	Toda la carne, incluyendo	Huevos***, cualquier estilo, como

Bacalao	Pollo	Almejas	Venado	Pasado por agua
Platija	Gallina de Cornualles	Carne de cangrejo	Ternera	
Fletan				
arenque	Pato	langosta	Cerdo	Revuelto
Salmón	ganso	Mejillones*	Cordero	
sardinas	Avestruz			Escalfado
lenguado	Faisán	Ostras*	Jamón	
	Codorniz	Camarón	**	tortillas
Trucha	Pavo		Carne de vaca	Cocido
Atún		Calamar		
			Tocino **	Frito
				Muy condimentado

* Los mejillones y ostras son más altos en carbohidratos, así que limite su consumo a aproximadamente a 4 onzas diarias.

** Un poco de carne procesada, como el jamón y el tocino se cura con el azúcar, que se sumarán al recuento de carbohidratos. Si es posible, evite otras carnes y embutidos con nitratos añadidos.

*** Los huevos son algunos de los alimentos más nutritivos de la naturaleza. Por lo tanto, ellos son alimentos básicos de desayuno en la dieta baja en carbohidratos. Puede ser creativo con sus huevos, agréguele cebollas, champiñones, e incluso el pimiento verde. También puede rematar un plato con queso feta y espolvorear o decorar con orégano, albahaca y otras hierbas.

Otros Alimentos permitidos

Queso, semi-blando, firme, con toda la grasa envejecida, incluyendo (3-4 onzas por día)

Queso	Tamaño de la porción	Los carbohidratos netos
Suizo	1 onza.	1 g
Roquefort y otros quesos azules	2 cucharadas	0,4 g
Mozzarella, leche entera	1 onza.	0,6 g
Gouda	1 onza.	0,6 g
Queso crema, batida	2 cucharadas	0,8 g

Vaca, oveja y queso de cabra	1 onza.	0,3 g
Queso Cheddar	1 onza.	0,4 g
Feta	1 onza.	1,2 g
Parmesano, trozos	1 cucharada	0,2 g

Aderezos para ensaladas	Tamaño de la porción	Los carbohidratos netos
Crema agria	2 cucharadas	1,2 g
Salteados	½ vaso	1 g
Huevo duro picado	1 huevo	0,5 g
Quesos rallados	Ver quesos encima de carbohidratos netos	
Tocino desmenuzado crujiente	3 rebanadas	0 g

Ensalada de los vegetales (2-3 tazas al día)	Especias	Endulzantes artificiales	Bebidas	Aceites y grasas (tamaño de la porción: 1 cucharada)

Alazán	Todas las especias al gusto, pero sin azúcar	La sucralosa, sacarina o Stevia - 1 paquete es igual a 1 gramo de carbohidratos netos	Vasos de agua (al menos ocho 8 onzas por día, incluyendo, agua mineral, Agua filtrada, Agua del grifo, y	Nuez
Lechuga romana				
Rábanos				Aceites vegetales prensado en frío, prensado por expulsor -el aceite de oliva es uno de los mejore
Achicoria				
Pimientos				
Perejil				
Hongos				
Maché				
Lechuga				
Jícama				
Hinojo				
Escarola				
Endibia				
Daikon				
Pepino				
Cebollino				

* Siempre mida la ensalada de vegetales crudos.

* Permite tomarse 1-2 taza de té con cafeína o café si lo desea y los puede tolerar. Si experimenta antojos o hipoglucemia, entonces no use cafeína. Si usted tiene una adicción a la cafeína, entonces, la fase de inducción es el mejor escenario para romper el hábito.

* Límite los jugos de lima y limón a cucharadas por día

* Al utilizar estos aceites, no deje que alcancen temperaturas muy altas. Si desea solo saltear, utilice el aceite de oliva. Para la preparación de ensalada o verduras cocidas, use el aceite de sésamo o aceite de nuez- no los utilice para cocinar.

Verduras		
Vegetal	Tamaño de la porción	Los carbohidratos neto (g)
Alfalfa, coles (crudo)	1/2 vaso	0
Alcachofa (marinada)	1, cada	1
Rúcula (crudo)	1/2 vaso	0.2
Espárragos (cocido)	6 tallos	1.9
Aguacate, Habas	1/2 Fruta	1.3
Frijoles Verdes (cocido)	1/2 vaso	1.8
Campana pimienta, verde, Cortado (crudo)	1/2 vaso	2.2
Campana pimienta, rojo, Cortado (crudo)	1/2 vaso	3
Bok Choy (cocido)	1/2 vaso	0.4
Brócoli (cocido)	1/2 vaso	1.8

Brócoli Rabe (cocido)	1/2 vaso	1.2
Brócoli (cocido)	3, cada	1.9
Coles de Bruselas (cocido)	1/2 vaso	3.5
Champiñón(crudo)	1/2 vaso	0.8
Repollo (cocido)	1/2 vaso	2.7
Coliflor (cocido)	1/2 vaso	1.7
Apio (crudo)	1 tallo	1
Tomate Cereza	10, cada	4.6
Verduras Achicoria (cruda)	1/2 vaso	0.1
Verduras (cocida)	1/2 vaso	1
Pepino, rebanado (crudo)	1/2 vaso	1.6
Rábano daikon, rallado (crudo)	1/2 vaso	1.4
Berenjena (cocido)	1/2 vaso	2.3
Endibia (crudo)	1/2 vaso	0.1
Escarola (crudo)	1/2 vaso	0.1
Hinojo (crudo)	1/2 vaso	1.8

Ajo, picado (crudo)	2 cucharadas	5.3
Frijoles Verde (cocido)	1/2 vaso	2.9
Palmito	1 cada	0.7
Jícama (crudo)	1/2 vaso	2.6
Col rizada (cocido)	1/2 vaso	2.4
Colinabo (cocido)	1/2 vaso	4.6
Puerros (cocido)	2 cucharadas	3.4
Lechuga, promedio (crudo)	1/2 vaso	0.5
Okra (cocido)	1/2 vaso	1.8
Aceitunas, negra	5, cada	0.7
Aceitunas, verde	5, cada	0.1
Conservar en vinagre, eneldo	1, cada	1
Champiñón Portobello (cocido)	1, cada	2.6
Calabaza, hecho puré (cocido)	1/2 vaso	4.7
Achicoria (crudo)	1/2 vaso	0.7
Rábanos (crudo)	1, cada	0.2

Cebolla roja/blanca, Cortada (crudo)	2 cucharadas	1.5
Ruibarbo (crudo)	1/2 vaso	1.8
Chucrut (agotado)	1/2 vaso	1.2
Cebollino, Cortado (crudo)	1/2 vaso	2.4
Chalote, Cortado (crudo)	2 cucharadas	3.4
Chícharos Nieve (cocido)	1/2 vaso	5.4
Espaguetis squash (cocido)	1/2 vaso	4
Espinacas	1/2 vaso	1
Espinacas (crudo)	1/2 vaso	0.2
Coles, frijoles mungo (crudo)	1/2 vaso	2.2
Acelga suiza (cocido)	1/2 vaso	1.8
Tomate (cocido)	1/2 vaso	8.6
Tomate, pequeña (crudo)	1, cada	2.5

Nabo (cocido)	1/2 vaso	2.4
Verduras Nabo (cocido)	1/2 vaso	0.6
Berro (crudo)	1/2 vaso	0.1
Calabaza amarilla (cocido)	1/2 vaso	2.6
Calabacín (cocido)	1/2 vaso	1.5

Usted tendrá que comer unos 12-15 gramos de carbohidratos netos cada día a partir de vegetales, lo que sería varias tazas, dependiendo del contenido real de carbohidratos en las verduras. Una taza es aproximadamente el tamaño de una pelota de béisbol.

Hierbas y especias		
Hierbas / especias	Tamaño de la porción	Carbohidratos neto (g)
Albahaca	1 cucharada	0
Pimienta Negra	1 cucharilla	0.9

Pimentón pimienta	1 cucharada	0
Cebollino (Fresco o deshidratado)	1 cucharada	0.1
Cilantro	1 cucharada	0
Eneldo	1 cucharada	0
Ajo	1 Clavo	0.9
Jengibre, Fresco, rallado	1 cucharada	0.8
Orégano	1 cucharada	0
Perejil	1 cucharada	0.1
Romero, seco	1 cucharada	0.8
Sabio, suelo	1 cucharilla	0.8
Estragón	1 cucharada	0

Aderezos para ensaladas		
Hierbas / especias	Tamaño de la porción	Los carbohidratos neto (g)
Vinagre balsámico	1 cucharada	2.7
Queso Azul	2 cucharadas	2.3
César	2 cucharadas	1
Italiano, cremoso	2 cucharadas	3
Jugo de Limón	2 cucharadas	2
Jugo de Lima	2 cucharadas	2.4
Rancho	2 cucharadas	1.4
Vinagre rojo vino	1 cucharadas	0
Cualquier aderezo de ensalada preparada sin azúcares añadidos y que no tenga más de 2 gramos de carbohidratos netos por porción (1-2 cucharadas) es aceptable. O haga el suyo usted mismo.		

** Si usted decide quedarse en la fase 1 por más de 2 semanas, puede intercambiar los 3 gramos netos de carbohidratos de algunas de las verduras con 3 gramos de carbohidratos netos de semillas o frutos secos. No deje que los carbohidratos netos de sus vegetales estén por debajo de 12 gramos.

La transición de inmediato

Para que tenga una mejor idea de las transiciones entre cada fase, aquí tiene una guía general de los alimentos que se le permite comer durante cada fase

Fase 1: inducción - 20 gramos de carbohidratos netos diarios (de 12-15 gramos de carbohidratos netos de verduras)	Etapa 2: equilibrio - 20-25 gramos de carbohidratos netos diarios	Fase 3: pre-mantenimiento - 50-80 gramos de carbohidratos netos diarios	Fase 4: mantenimiento de por vida - 80-100 gramos de carbohidratos netos diarios

Los alimentos permitidos	Los alimentos permitidos	Los alimentos permitidos	Los alimentos permitidos
Verduras	Verduras	Verduras	Verduras
Grasas saludables	Grasas saludables	Grasas saludables	Grasas saludables
Proteínas	Proteínas	Proteínas	Proteínas
La mayoría de los quesos	La mayoría de los quesos	La mayoría de los quesos	La mayoría de los quesos
Semillas y frutos secos	Semillas y frutos secos	Semillas y frutos secos	Semillas y frutos secos
		Melón, cerezas, o havas	Melón

Alimentos adicionales aceptados	Alimentos adicionales aceptados	Frutas adicionales
Melón, cerezas, o bayas	Frutas adicionales	Granos enteros
Leche entera, requesón o yogur griego	Granos enteros	Verduras feculentas
Las legumbres	Verduras feculentas	
Jugo de tomate		

Durante la transición entre las fases, recuerde que debe tener cuidado con su tolerancia a los carbohidratos. La clave es encontrar cuánto carbohidratos netos, necesita consumir sin perder o ganar peso una vez que haya alcanzado la meta de su peso.

Capítulo 3: La cetona - Quemar grasa y perder peso

Ahora que está encaminado a comenzar la dieta baja en carbohidratos, aquí tienes una guía accesible a los alimentos permitidos para cada fase.

El cuerpo normalmente utiliza la glucosa, derivada de los carbohidratos, para la energía que necesita en el día, principalmente para alimentar el cerebro. Cuando vaya a iniciar la dieta baja en carbohidratos, usted está limitando su ingesta de carbohidratos- los que generalmente se encuentran en muchos bocadillos procesados, vegetales harinosos, la mayoría de las frutas, pasta, pan y azúcar. Debido a que su cuerpo está bajo de su principal fuente de energía- la glucosa de los carbohidratos, el cuerpo es empujado hacia lo que se llama un estado de cetona, es decir, su cuerpo ahora buscará otras fuentes de energía. Comenzará a quemar grasa como combustible, por lo tanto, anime a su cuerpo a perder el exceso de grasa. Cuando su cuerpo quema la grasa y la utiliza como combustible, se produce cetonas, la cual se convierte en la principal fuente de energía del cuerpo. Esto se conoce como cetona, y es la clave que hace que la dieta baja en carbohidratos sea una pérdida de peso y un plan de salud.

10 señales de cetona

Cuando su cuerpo se encuentra en estado de cetona, se somete a muchas adaptaciones biológicas, incluyendo una descomposición de la grasa y la reducción de la insulina. Cuando esto sucede, el hígado comenzará a producir grandes cantidades de cetonas para abastecer a su cerebro con energía. Sin embargo, puede ser difícil determinar si su cuerpo está en el estado de cetona o no.

Aquí están los 10 síntomas más comunes y signos de cetona, tanto los efectos positivos como los negativos.

Mal aliento

Este es un efecto secundario común de la dieta baja en carbohidratos y otras dietas similares una vez que alguien llega a la cetona máxima. Debido a los elevados niveles de cetona en su cuerpo, su respiración asumirá un olor afrutado. La cetona específica que causa el mal aliento es la acetona, que existe tanto en la respiración como en la orina.

Para evitar interacciones sociales incómodas, tendrá que cepillarse los dientes varias veces al día o masticar goma de mascar sin azúcar. No se preocupe; esto no es una cosa permanente. El mal aliento desaparecerá después de algún tiempo durante la dieta.

Pérdida de peso

Este es uno de los signos y síntomas que se desea alcanzar. Cuando su cuerpo está en un estado de cetona, experimentará pérdida de peso tanto a corto como a largo plazo. Durante las primeras 2 semanas o fase 1, perderá peso más rápido. Sin embargo, la mayor parte del peso que perderá en esta etapa es principalmente es agua y carbohidratos almacenados.

Después de la pérdida inicial de su peso, usted constantemente perderá su grasa corporal, siempre y cuando se apegue al plan de dieta.

El aumento de cetonas en la sangre

Una de las características de una dieta baja en carbohidratos es el aumento de cetonas y los niveles reducidos de azúcar en la sangre en el cuerpo. A medida que su cuerpo transite del uso de glucosa de los carbohidratos como fuente de energía a quemar grasa y utilizar cetona como su fuente principal de energía, los niveles de cetona en la sangre se incrementarán.

Si desea conocer el nivel de cetonas en su cuerpo, un medidor especializado mide el beta-hidroxibutirato (BHB), una de las principales cetonas, en su sangre. Esta es una forma precisa de probar. Sin embargo, es un poco costoso, así que la mayoría de la gente prueba una vez por semana o cada 2 semanas.

El aumento de cetonas en el aliento u orina

Otra manera de medir los niveles de cetona en la sangre es utilizando un analizador de aliento, el cual supervisa la acetona, una de las cetonas principales, en su sangre cuando el cuerpo está en cetona. Esta prueba también es exacta, pero menos fiable que el método de supervisión de la sangre.

Además, las primeras tiras indicadoras también se pueden usar para medir la presencia de cetona en la orina. Puede utilizar este método todos los días. Sin embargo, estas piezas no se consideran muy fiables.

La supresión del apetito

Este síntoma en específico aún está siendo investigado, pero muchas personas afirman que su hambre se reduce. Los estudios iniciales sugieren que esto puede ser debido a un aumento de consumo de verduras y proteínas, así como los cambios en las hormonas del hambre del cuerpo. También existe la teoría que las cetonas pueden afectar al cerebro de una manera que reduce el apetito. Así que si usted no necesita comer tan a menudo como antes o sentirse lleno, es posible que usted esté en cetona.

Fatiga y debilidad a corto plazo

Cuando su cuerpo transita primero en cetona, puede causar fatiga y debilidad. Este síntoma de la cetona lo puede tentar a dejar de la dieta baja en carbohidratos antes de que entre en cetona máxima y cosechar diversos beneficios a largo plazo.

Estos síntomas parten del proceso natural. Su cuerpo ha estado funcionando en la glucosa de los carbohidratos durante mucho tiempo antes que se adapte completamente a un nuevo sistema. El logro de la cetona máxima no sucede durante la noche. Se llevará alrededor de 7-30 días.

Así que agárrate fuerte. No renuncies por el momento. Tomar suplementos de electrolitos para reducir la fatiga. Su cuerpo perderá una gran cantidad de electrolitos durante las primeras fases de la dieta ya que el cuerpo eliminará una gran cantidad de agua y alimentos procesados que contienen sal agregada. Trate de obtener 300 mg de magnesio, 1.000 mg de potasio, y 2000-4000 mg de sodio por día.

Disminuye el rendimiento en corto plazo

La eliminación de los carbohidratos como fuente de energía puede provocar cansancio general, lo que se traduce en disminución del rendimiento físico. Esto principalmente es causado por la reducción de glucógeno en los músculos, que proporciona la fuente más eficiente y principal de energía para todos los ejercicios de alta intensidad.

Cuando su cuerpo está en un estado de cetona, usted quemará la grasa de forma más eficiente. Los estudios demuestran que las personas que siguen una dieta baja en carbohidratos consumen tanto como 230 por ciento más grasa que aquellos que no.

Aumento de la energía y concentración

Cuando usted se encuentra en las primeras fases de la dieta baja en carbohidratos, puede que experimente lo que las personas reportan como sensación de malestar, cansancio, y sufren la niebla del cerebro. Las personas que hacen dieta baja en carbohidratos han llamado a esto la "gripe cetona" o la "gripe baja en carbohidratos."

No se preocupe, como se mencionó anteriormente; estos síntomas son temporales. Cuando su cuerpo ha transitado completamente, su energía y enfoque volverán y aumentaran. Se llevará un par de días para que su cuerpo se adapte y comience a quemar las grasas para obtener energía.

Problemas digestivos

La dieta baja en carbohidratos implica un cambio significativo en los alimentos que usted consume. Usted puede experimentar diarrea o estreñimiento en un primer momento durante las etapas iniciales de la transición. Finalmente estos síntomas desaparecen. Sólo deber ser consciente de los alimentos que causan problemas digestivos.

Insomnio

La primera vez que cambie su dieta y reduzca su consumo de carbohidratos, esto puede convertirse en un problema para usted. Esto suele mejorar después de un par de semanas. Cuando su cuerpo se ha adaptado exitosamente a la dieta baja en carbohidratos, dormirá mejor que antes de cambiar su dieta.

¿Cuándo la cetona se convierte en una preocupación?

Los síntomas de la cetona desaparecerán lentamente después de la primera fase de la dieta baja en carbohidratos. A medida que aumenta gradualmente su consumo de carbohidratos para encontrar su tolerancia a los carbohidratos o de equilibrio de carbohidratos- el número de carbohidratos que puede comer sin perder o ganar peso.

Sin embargo, debe estar pendiente de los altos niveles de cetonas. Pueden ser tóxicos y pueden causar cetona acidosis, una condición que a menudo ocurre en personas con diabetes tipo 1 cuya azúcar en la sangre y los niveles de insulina no son controlados. Esta situación es poco probable con el plan de dieta baja en carbohidratos.

Sin embargo, si experimenta síntomas tales como sequedad en la boca y la piel, dolor de estómago, vómitos, rigidez muscular, dolor de cabeza, disminución de la lucidez mental, respiración rápida, consulte inmediatamente a un médico para asegurarse de que su cuerpo está bien cuando se somete a la cetona.

¿Todavía puedo seguir una dieta baja en carbohidratos si soy vegetariano?

Es posible seguir la dieta cuando usted es vegetariano e incluso un vegetariano, pero será difícil. Si usted es un vegetariano o vegano, usted tiene que saltarse la primera fase de la dieta, lo que limitará el consumo de carbohidratos en exceso.

Si usted es vegetariano, se puede comer un montón de semillas y frutos secos y utilizar los alimentos a base de soya como fuente de proteínas. También puede obtener proteínas de queso y los huevos. El aceite de coco y aceite de oliva son excelentes fuentes de origen vegetal de grasa.

Lacto-ovo-vegetarianos también pueden comer queso, huevos, crema de leche, mantequilla y otros productos lácteos ricos en grasa.

Si usted es un vegetariano, puede obtener su proteína de semillas, frutos secos, soya, legumbres y cereales con alto contenido de proteínas, como la quinua.

Si usted está siguiendo una dieta libre de gluten, también será fácil de mantener a la dieta baja en carbohidratos. Los alimentos con gluten son ricos en hidratos de carbono. Las personas que siguen la dieta baja en carbohidratos suelen comer menos gluten que las personas que siguen una dieta estándar.

La dieta baja en carbohidratos es también una dieta baja en sal, ya que tendrá que mantenerse alejado de los alimentos envasados y enlatados tanto como sea posible - alimentos que también están llenas de azúcar, grasas malas, y más hidratos de carbono.

Los beneficios saludables de la dieta baja en carbohidratos

Si aún tiene dudas sobre si debe cambiar su dieta baja en carbohidratos, a continuación, aquí tiene 10 ventajas comprobadas que seguramente te han de convencer.

Disminución del apetito

El único y peor efecto secundario de la dieta es el hambre. Eso es también una de las principales razones por las que la mayoría de las personas se sienten muy mal y terminan renunciando a su dieta.

Una de las mejores cosas que tiene una dieta baja en carbohidratos es que inmediatamente conduce a la supresión del apetito. Los estudios revelan consistentemente que reducir carbohidratos y comer grasa y proteína tiene como resultado comer mucho menos calorías- sin querer intentarlo.

De hecho, cuando los investigadores compararon una dieta baja en grasas y baja en carbohidratos, se dieron cuenta que tenían que restringir la ingesta de calorías activas de las personas que estaban en dieta baja en grasa para que los resultados fueran comparables a los de la dieta baja en carbohidratos.

En una dieta baja en carbohidratos, la cual ni siquiera tendrá que intentar. Cuando usted reduce los carbohidratos, el apetito, naturalmente, desaparece, por lo tanto, se come menos calorías.

Pérdida de peso

Los estudios demuestran que la reducción de la ingesta de carbohidratos es una de las maneras más fáciles, más sencillas y más eficaces para perder el exceso de peso. Las personas que siguen una dieta baja en carbohidratos pierden peso más rápido que aquellos que siguen una dieta baja en grasa, incluso en comparación con aquellos que activamente restringen sus calorías. Otros estudios demuestran que con una dieta baja en carbohidratos; usted puede perder peso aproximadamente de 2 a 3 veces más sin tener hambre.

La pérdida de peso es rápida, sobre todo durante los primeros 6 meses de la dieta. Tenga en cuenta, sin embargo, cuando usted pierde peso con la dieta baja en carbohidratos, eso no significa que se puede empezar a comer lo mismo de siempre. Esta dieta es un estilo de vida a la que tendrá que mantenerse continuamente.

Perder la grasa del vientre

No toda la grasa corporal es la misma. Dependiendo en donde se encuentra la grasa puede afectar su salud y así contribuir el riesgo de desarrollar ciertas enfermedades. Nuestro cuerpo tiene dos tipos de grasas, subcutánea o grasa bajo la piel y visceral u obesidad en la cavidad del abdomen. La grasa visceral es el tipo de grasa que tiende a quedar incrustada alrededor de los órganos.

Cuando usted tiene una gran cantidad de grasa del vientre, la grasa visceral puede conducir a la resistencia de la insulina, la inflamación y causar disfunción metabólica.

La dieta baja en carbohidratos es muy eficaz en la reducción de la grasa visceral perjudicial, lo que reduce el tamaño de su cintura. Con el tiempo, esto reducirá su riesgo de desarrollar diabetes tipo 2 y enfermedades del corazón.

Disminuir los triglicéridos

Los triglicéridos son moléculas de grasa. Los niveles más altos de triglicéridos le colocan en una situación de riesgo de la aterosclerosis o el ensanchamiento y endurecimiento de las arterias o aterosclerosis, lo que causa accidentes cerebrovasculares, ataques cardíacos y enfermedad vascular periférica. Los triglicéridos elevados también causan enfermedad hepática pancreatitis y ácidos grasos.

La causa principal de los triglicéridos elevados se debe al consumo excesivo de carbohidratos, azúcar particularmente demasiado simple, como la fructosa. Al reducir su consumo de hidratos de carbono, sino que también reduce los niveles de triglicéridos en su cuerpo.

Incrementa los niveles de lipoproteína de alta densidad (HDL)

Hay 2 tipos de colesterol, HDL o lipoproteína de alta densidad y LDL o lipoproteína de baja densidad. No son colesteroles como la mayoría cree, llamando LDL "colesterol malo" y HDL "colesterol bueno". Son, de hecho, las lipoproteínas que transportan el colesterol alrededor de la sangre.

El LDL transporta el colesterol desde el hígado hasta el resto del cuerpo, mientras que el HDL transporta el colesterol fuera del cuerpo hasta el hígado donde puede ser excretado o reutilizado.

Cuando tienes altos niveles HDL en cuerpo, disminuyen los riesgos de cardiopatías debido a que el colesterol es llevado al hígado de manera eficiente. Cuando se está en una dieta baja en carbohidratos, se aumenta la ingesta de grasa buena, lo que aumenta los niveles de HDL.

Cuando está en la dieta baja en carbohidratos, aumenta sus niveles de HDL y disminuye los niveles de triglicéridos, al mismo tiempo, lo que disminuye efectivamente el riesgo de desarrollar enfermedades del corazón.

Mejora los patrones de LDL

El LDL o lo que la mayoría de la gente llama "colesterol malo", cosa que aprendió recientemente no es el colesterol, sino una proteína que lleva el colesterol desde el hígado a la sangre.

Se sabe que las personas con niveles altos de LDL son más propensas a tener ataques al corazón. Sin embargo, los científicos han descubierto recientemente que el tipo de LDL importa, no todos los LDL se crea iguales. Ellos han descubierto que el tamaño de las partículas es significativo. Las personas con pequeñas partículas de LDL corren con un alto riesgo de enfermedades del corazón, mientras que aquellos con partículas grandes en su mayoría corren con un riesgo menor.

La dieta baja en carbohidratos ayuda a convertir las partículas pequeñas de LDL en partículas masivas, al mismo tiempo, reduce el número de partículas de LDL en el torrente sanguíneo.

Reduce el azúcar en la sangre y los niveles de insulina

Los carbohidratos se descomponen en azúcares simples, mayormente glucosa, la cual es absorbida por el cuerpo fácilmente. Cuando se come una gran cantidad de carbohidratos, esta eleva los niveles de azúcar en su cuerpo. Para hacerle frente a los altos niveles de azúcar; las glándulas suprarrenales producen unas hormonas llamadas insulina, las cuales llevan la glucosa a las células para quemarla y usarla como energía.

Para las personas más saludables, el cuerpo responde rápidamente a minimizar el repunte de la azúcar para evitar que cause daño. Sin embargo, algunas personas desarrollan resistencia a la insulina, una condición donde el cuerpo es incapaz de utilizar la insulina de manera eficiente para quemar y utilizar la glucosa como energía, lo que conduce a altos niveles de azúcar e insulina en el cuerpo.

La dieta baja en carbohidratos proporciona una solución para ambas condiciones. Cuando usted reduce la cantidad de carbohidratos, usted reducirá los niveles de azúcar y los niveles de insulina en su cuerpo al mismo tiempo.

Reduce la presión arterial

La presión sanguínea alta o hipertensión es un factor de riesgo para muchas enfermedades, tales como la insuficiencia renal, apoplejía, enfermedades del corazón, y muchos otros.

En un estudio publicado en la revista Archives of Internal Medicine la cual muestra que una dieta baja en carbohidratos, efectivamente ayudó a las personas obesas y con sobrepeso a perder peso, muchos de los cuales tenían problemas crónicos de salud, tales como la diabetes y la hipertensión arterial.

Se usa para tratar el síndrome metabólico

Cuando usted consume demasiada grasa, esto puede causar y conducir a diversas condiciones, tales como niveles altos de triglicéridos y de colesterol, el exceso de grasa corporal, especialmente alrededor de la cintura, los niveles de azúcar en la sangre, y el aumento de la presión arterial. Todas estas condiciones que ocurren juntas se llaman síndrome metabólico, lo que aumenta el riesgo de diabetes, accidente cerebrovascular y enfermedad cardíaca.

Como se mencionó anteriormente, una dieta baja en carbohidratos resuelve eficazmente todas estas condiciones, por lo que también previene y trata el síndrome metabólico de manera eficaz. Con la dieta baja en carbohidratos, usted está logrando una gran cantidad de objetivos con tan sólo reducir el número de carbohidratos que consume.

Es terapéutico para varios trastornos cerebrales

Se sabe que el cerebro necesita glucosa para funcionar. Por otra parte, se sabe ampliamente que algunas partes del cerebro sólo pueden quemar la glucosa, por lo que el hígado produce glucosa de proteína cuando una persona no tiene ningún carbohidrato.

Sin embargo, la parte más grande del cerebro también quema y usa cetonas, que se forman cuando el cuerpo no está recibiendo suficientes carbohidratos o glucosa. Es un proceso donde el cuerpo utiliza la grasa, en particular los órganos de la grasa almacenada para alimentar el cerebro.

Este proceso se ha utilizado durante décadas para tratar la epilepsia en niños que no responden al tratamiento farmacológico. En muchos de estos casos, una dieta baja en carbohidratos, la dieta cetona génica puede curar la epilepsia en niños. En un estudio, esta reduce significativamente las convulsiones e incluso las detiene.

En la actualidad, las dietas cetona génicas muy baja en carbohidratos están ahora siendo estudiados para otros trastornos cerebrales, como la enfermedad de Parkinson y Alzheimer.

Capítulo 4: Cómo lidiar con los efectos secundarios de la dieta baja en carbohidratos

Si usted apenas está comenzando en una dieta baja en carbohidratos, puede experimentar algunos efectos secundarios mientras se cambia de su dieta regular a una dieta baja en carbohidratos. En este capítulo se centrará en los problemas comunes que pueda encontrar y sus soluciones.

El aumento de la ingesta de sal y agua puede resolver los problemas más comunes que encontrará. Si usted hace esto durante la primera semana de su dieta, entonces reducirá la posibilidad de experimentar algunos de los problemas enumerados a continuación, o bien serán menores.

Efectos secundarios más comunes

La inducción de la gripe

Este es el efecto secundario más común que la mayoría de las personas experimentan con una dieta baja en carbohidratos. Durante la primera semana de su dieta, frecuentemente desde el día de 2 al día 4, puede experimentar irritabilidad, confusión mental, confusión, náuseas, letargo, y dolor de cabeza. Esto imita los síntomas similares a la gripe, por lo que la llaman la inducción de la gripe.

Un dolor de cabeza es el efecto secundario generalizado de la transición a una dieta baja en carbohidratos. También se sentirá letárgico, cansado y desmotivado. Las náuseas son también comunes. Es posible que hasta se sienta confundido, que experimente "pérdida de memoria", y puede que se sienta un poco atontado. Por último, también puede sentirse irritable, esto será obvio para sus amigos y familiares.

La cura: Sal y Agua

No te preocupes. Estos síntomas generalmente desaparecerán después de un par de días. La mejor noticia, usted fácilmente puede evitar estos síntomas. A menudo son causados tradicionalmente por la deficiencia de la sal y la deshidratación debido a un aumento temporal de la producción de orina.

Puede cocinar 1/2 de cucharadita de sal en un vaso de agua tamaño familiar, agite hasta que se disuelva y luego tómela. El agua con sal puede reducir o eliminar los efectos secundarios dentro de 15 a 30 minutos. Si es útil para usted, entonces se puede beber una vez al día durante la primera semana de su transición. También puede utilizar el caldo o consomé, tales como caldo de pollo o carne de hueso para una mejor opción de sabor.

Coma más grasa

Cuando usted está en una dieta baja en carbohidratos, es necesario asegurarse de que usted coma suficiente grasa saludable para sentirse con energía o saciado. De lo contrario, se sentirá muerto de hambre y cansado. Al obtener suficiente grasa, acelerará el proceso de transición y minimizará el tiempo que necesita para sentirse mal al comenzar la dieta baja en carbohidratos.

¿Cómo puedo obtener suficiente grasa? Hay muchas opciones, pero en caso de duda, agregue más aguacate, mantequilla o manteca, aceite de coco, aceite de oliva extra virgen, y omega-3. Estas grasas buenas se pueden encontrar en las fuentes de comida marina, como las sardinas y el salmón, algunos frutos secos, como las

nueces, semillas, tales como semillas de lino y semillas de chía y verduras de hojas verdes, como el berro, espinaca, col rizada y las coles de Bruselas) en tu dieta.

¿Qué pasa si al agregar sal, agua y la grasa no elimina la inducción de la gripe? Lo mejor que puede hacer es esperar. Los síntomas generalmente desaparecen en pocos días mientras su cuerpo se adapta a la dieta baja en carbohidratos, y comienza a quemar grasa.

Si es necesario, se puede cocinar un poco más carbohidratos en su dieta para la transición hacia la dieta baja en carbohidratos. Sin embargo, esta opción es sólo una última opción ya que se ralentizará el proceso y hará que pierda peso y que mejore la salud.

Calambres en las piernas

Esto también es un efecto secundario común al iniciar la dieta baja en carbohidratos, o cualquier dieta baja en carbohidratos. Por lo general, es un efecto secundario de menor importancia cuando sucede, pero a veces puede ser doloroso. Este efecto secundario se produce debido a la pérdida de minerales, especialmente magnesio, causado por el incremento de la orina.

¿Cómo puedo evitarlo?

Beba mucho líquido y suficiente sal. Esto le ayudará a reducir la pérdida de magnesio y le ayudará a evitar calambres en las piernas. Si es necesario, puede tomar un suplemento de magnesio. Puede elegir 3 comprimidos de liberación lenta de magnesio, tales como Mag64 o Slow-Mag diariamente durante 20 días. Después de 20 días, puede comenzar con 1 comprimido al día.

Si al beber líquidos en abundancia, obtener suficiente sal, y tomar suplementos de magnesio no alivia los efectos secundarios, puede entonces, comer un poco más de carbohidratos nuevamente, teniendo en cuenta que va a afectar el impacto de la dieta baja en carbohidratos.

Estreñimiento

Cuando usted está apenas comenzando con la dieta baja en carbohidratos, su sistema digestivo necesitará tiempo para adaptarse, y puede experimentar problemas de movimiento en el intestino

El estreñimiento es causado frecuentemente debido a la deshidratación; por lo que beber líquidos en abundancia. Cuando se está en una dieta baja en carbohidratos, se excretan gran cantidad de líquidos de su cuerpo, lo que hace que el cuerpo absorba más agua del colon, haciendo que contenido se a más seco y más duro que causa estreñimiento.

Del mismo modo, es necesario que aumente el consumo de verduras y otras fuentes de fibra. Esto ayudará a que las cosas en el intestino se muevan libremente, lo que reduce el riesgo de estreñimiento. Puede agregar cáscaras de semillas de plantago en sus bebidas para una adición de fibra totalmente baja en carbohidratos.

Si las soluciones mencionadas anteriormente no son suficientes, utilice la leche de magnesia para aliviar el estreñimiento.

Mal aliento y olor corporal

Previamente, usted aprendió que el mal aliento es un signo de la cetona. La gente a menudo experimentan un olor afrutado en su aliento que por lo general dicen que les recuerda al esmalte de uñas. Este es el olor de acetona, una especie de cetona, que es también una señal de que su cuerpo está quemando la grasa, convirtiéndola en cetonas para alimentar el cerebro. Algunas personas experimentan este olor es el olor corporal cuando están sudando mucho o haciendo ejercicio.

No todo el mundo experimenta cetona en su aliento o en el olor corporal, y para muchas personas, estos efectos secundarios son sólo temporales y con frecuencia desaparecerán durante aproximadamente 1-2 semanas. A medida que el cuerpo se adapta, se detendrá la "pérdida" de cetonas de su sudor y de su respiración.

Sin embargo, para algunas personas, estos efectos secundarios no desaparecen, y pueden causar un problema.

Al igual que las soluciones mencionadas anteriormente para los otros efectos secundarios, beber suficiente líquido y tener suficiente sal puede resolverlo.

Usted sentirá que su boca se le seca al comienzo de la dieta baja en carbohidratos cuando su cuerpo está entrando en cetona, esto significa que la boca tiene menos saliva para eliminar las bacterias, lo que resultará en la respiración severa, por lo que tendrá que beber líquidos en abundancia.

En segundo lugar, se debe practicar una buena higiene bucal. Cepillarse los dientes dos veces al día debe detener por completo el olor a cetona, pero evitará que se mezcle con otros olores. Puede esperar durante 1-2 semanas - como se mencionó anteriormente, este efecto secundario es temporal y desaparecerá.

Por último, si el problema se convierte en uno a largo plazo y quieres deshacerse de él, el camino más fácil es reducir el grado de cetona. Esto significa que usted tendrá que comer un poco más de carbohidratos, alrededor de 50 a 70 gramos de carbohidratos al día es suficiente para salir de la cetona. Por supuesto, esto afectará su dieta. Se puede reducir la pérdida de peso y los beneficios para la salud, pero para algunas personas, un poco más de carbohidratos todavía son necesarios.

Otra opción es consumir alrededor de 50 a 70 gramos de carbohidratos al día junto con algo de ayuno intermitente. Obtendrá más o menos el mismo efecto que una dieta estricta baja en carbohidratos, menos el olor.

Palpitaciones del corazón

Durante la primera semana de la dieta baja en carbohidratos, también es común experimentar un ritmo cardíaco ligeramente elevado. La deshidratación y la falta de sal son demasiadas, lo que es una causa común de que su corazón tenga latidos un poco más fuertes. Cuando hay una cantidad de líquido reducida circulando en su cuerpo, el corazón bombeará ligeramente un poco más fuerte para mantener la presión arterial.

La cura

Una vez más, beber líquidos en abundancia y consumir suficiente sal.

Si es necesario

Si beber mucha agua y consumir suficiente sal no alivia las palpitaciones del corazón, que puede ser el resultado de las hormonas del estrés que se liberan para mantener los niveles de azúcar en la sangre. Esto también es un efecto secundario temporal mientras su cuerpo se adapta a la dieta baja en carbohidratos, que incluso desaparecerán después de 1 a 2 semanas.

Si el problema persiste y sus palpitaciones del corazón se vuelven molestas - aumente ligeramente la cantidad de carbohidratos que consume.

¿Qué pasa si estoy tomando medicamentos para la diabetes?

Reducir la cantidad de carbohidratos que elevan la azúcar en la sangre disminuye la necesidad de medicamentos para bajarla. Teniendo la misma dosis de insulina antes de adoptar la dieta baja en carbohidratos puede resultar en niveles bajos de azúcar en la sangre, lo que a menudo termina en palpitaciones del corazón.

Al iniciar la dieta baja en carbohidratos, tendrá que vigilar con frecuencia el nivel de azúcar en sangre y en consecuencia adaptar o reducir su medicamento. Tenga en cuenta; que tendrá que hacer esto con la ayuda de un médico experto. Si usted está sano o si usted tiene diabetes durante la dieta tome metaformina para tratar su condición, porque hay poco riesgo de hipoglucemia.

¿Y si tengo presión arterial alta?

La presión arterial alta se mejora o se normaliza cuando se va a adoptar la dieta baja en carbohidratos. Usted tendrá que reducir su medicamento debido a que la dosis habitual puede llegar a ser demasiado alta, lo que puede conducir a la presión arterial baja, que también provoca palpitaciones y aumento del pulso.

Cuando usted experimenta estos síntomas, usted debe chequear su presión arterial. Si su presión arterial es baja y está por debajo de 100/70, entonces usted debe consultar a su médico para aclarar la reducción o interrupción del medicamento.

Disminución del rendimiento físico

Durante las primeras semanas de cambio de su dieta para adoptar la dieta baja en carbohidratos, usted también puede experimentar la reducción del rendimiento físico debido a la falta de sal y líquidos y mientras su cuerpo todavía está en la transición del uso de la glucosa como fuente principal de energía para quemar grasa.

Tomar un vaso de agua disuelta en 1/2 de cucharadita de sal aproximadamente de 30 a 60 minutos antes del ejercicio hará una gran diferencia. Sin embargo, no hay una solución rápida ya que su cuerpo cambia de quemar azúcar a quemar grasa. Se necesitará un par de meses para que su cuerpo se adapte y use completamente la energía. Sin embargo, la adaptación será más rápida cuanto más ejercite mientras estés en la dieta baja en carbohidratos.

El aumento del rendimiento físico en la dieta baja en carbohidratos

Si bien es posible que experimente algo reducido el rendimiento físico, mientras que su cuerpo todavía está en transición, los beneficios de la dieta a largo plazo se convierten en un aumento en el rendimiento físico cuando su cuerpo se haya adaptado por completo a la dieta. Por otra parte, debido a que su cuerpo usa la grasa almacenada como fuente de energía, esto aligerará su peso, lo cual es una gran ventaja para la mayoría de los deportes.

Efectos secundarios menos comunes
Pérdida temporal del cabello

Una probabilidad que la dieta puede causar es la pérdida temporal del cabello. Aunque es raro, esto también puede ocurrir en la dieta baja en carbohidratos.

Cuando esto en verdad sucede, por lo general sucederá alrededor de 3 a 6 meses después de comenzar la comida, y notará un aumento en la cantidad de la caída del cabello cuando se peine.

No te preocupes. Este es un efecto secundario temporal, y los resultados de la caída del cabello raras veces se notarán. Después de un par de meses, le crecerá el cabello nuevamente.

¿Cómo puedo minimizar el riesgo de pérdida de pelo?

La pérdida temporal del cabello es relativamente poco frecuente, y usted nunca se dará cuenta cuando suceda. Sin embargo, puede ser útil si reduce el estrés durante el primer par de semanas de la dieta baja en carbohidratos. Además, duerma lo suficiente, sea gentil con usted mismo, y evite comenzar un programa de ejercicio intenso al mismo tiempo que empieza la dieta baja en carbohidratos, espere por lo menos un par de semanas cuando el cuerpo está en camino de transición.

El colesterol elevado

La dieta baja en carbohidratos y otras dietas bajas en carbohidratos mejoran su perfil de colesterol. El efecto clásico de cualquier dieta baja en carbohidratos es una ligera elevación de HDL o colesterol bueno como la gente comúnmente lo conoce, lo que disminuye el riesgo de desarrollar enfermedades cardíacas. En particular, los triglicéridos disminuyen, y las partículas de LDL se vuelven más sustanciales y blandas.

Sin embargo, también hay problemas potenciales. Un pequeño número de personas, probablemente debido a la genética, que están en una dieta baja en carbohidratos puede tener un inusual alto recuento de partículas LDL, lo que indica un aumento del riesgo de enfermedades cardíacas. Hay pruebas recientes de colesterol que pueden determinar si usted tiene recuento de partículas LDL extraordinariamente alto.

Si usted pertenece a este pequeño grupo de personas, vale la pena tomar medidas para corregir y evitar los riesgos potenciales.

Dejar de beber café (café con aceite MCT, aceite de coco, o mantequilla) y no consumir una cantidad significativa de grasa cuando no tiene hambre - esto solo puede normalizar los niveles de colesterol. Sólo coma cuando tenga hambre y considere el ayuno de vez en cuanto. Considere el uso de grasa más insaturada, tal como aguacates, pescado graso y aceite de oliva. Por último, piense si es necesario seguir una dieta estricta baja en carbohidratos. Si una dieta más liberal o moderada, alrededor de 50 a 100 gramos de carbohidratos al día, funcionará para usted, entonces probablemente disminuirá los niveles de colesterol.

Menor tolerancia al alcohol

Las personas que están en una dieta baja en carbohidratos se dieron cuenta de que se necesita significativamente menos alcohol para intoxicarse. Así que tenga cuidado al tomar alcohol durante el comienzo de la dieta baja en carbohidratos. Lo más probable es beber la mitad de las bebidas de lo que normalmente toma para embriagarse. Esté preparado para ello y no tome bebidas alcohólicas más de lo que puede tolerar. Siempre recuerde, no beber y conducir.

El peligro potencial para las madres lactantes

Un incidente reportó a una madre lactante que había sido hospitalizada por cetoacidosis grave. La gente de inmediatamente señaló que su dieta baja en carbohidratos es uno de los factores que provocaron su hospitalización. Sin embargo, sus cetoácidos no son causados por la dieta baja en carbohidratos.

Ella había estado en una dieta baja en carbohidratos y alta en grasas durante unos 6 años, cuando se produjo el incidente. Ella también experimentó estrés durante su segundo embarazo y después de su parto. Ella perdió el apetito y no recibió suficiente energía y carbohidratos. Casi no comía nada mientras estaba amamantando, lo que agotó su cuerpo de nutrientes. Decir que una dieta baja en carbohidratos fue lo que la enfermó no es la información exacta.

Muchas mujeres y madres comparten sus historias acerca de comer una dieta baja en carbohidratos con gran éxito y sin ningún tipo de problemas durante la lactancia. Sin embargo, es posible que una dieta estrictamente baja en carbohidratos pueda ser demasiado exigente durante la lactancia porque el cuerpo los necesita para producir carbohidratos para la leche materna. Si usted está en una dieta estricta baja en carbohidratos y está amamantando, su cuerpo tiene que proporcionar más carbohidratos que las mujeres que no amamantan a los bebés.

Hasta ahora, ha habido 5 casos de cetona acidosis durante la lactancia, 2 de los cuales posiblemente estén vinculadas con dieta baja en carbohidratos, mientras que 3 están conectados a la falta de comida.

A pesar de que es extraño cuando estos casos aparecen, es una buena idea estar muy pendiente de una dieta baja en carbohidratos cuando se está amamantando. Una buena alternativa es consumir un poco más de carbohidratos, con más de 50 gramos de carbohidratos diarios. ¡Tenga en cuenta que con la lactancia materna se consumen carbohidratos así que no corra un riesgo innecesario!

Si se siente con síntomas de gripe, dolor de cabeza, náuseas, sed anormal, débil y enfermo - entonces usted debe aumentar significativamente la cantidad de líquido y carbohidratos y busque atención médica de inmediato.

Erupción Keto

Este efecto secundario poco común se produce cuando se está en una dieta baja en carbohidratos, pero algunas personas experimentan esto, y puede que sea muy molestoso.

Esta picazón que se conoce como "erupción cetona," puede ser problemática ya que a veces puede interrumpir el sueño. La erupción y la picazón son siempre casi simétricas en ambos lados del cuerpo y se desarrolla más frecuentemente sobre el pecho, axilas, espalda, y, a veces, en el cuello.

¿Qué causa la erupción Keto?

Hay muchas teorías. Sin embargo, hay un par de denominadores comunes. La picazón suele comenzar poco después de que una persona entra en cetona y por lo general se detiene 1-2 días después de que una persona come más carbohidratos y sale de la cetona. El prurito a menudo empeora durante la temperatura caliente o después de hacer ejercicio, y el lugar habitual de la erupción y picazón son áreas en las que el sudor puede acumular. El sudor de la cetona puede contener acetona, que puede ser irritante en altas concentraciones. Si tenemos en cuenta todo lo anterior, podemos suponer que la picazón que algunas personas experimentan es causada por las cetonas en el sudor, tal vez cuando se seca en el cuerpo.

¿Cómo puedo curar la erupción Keto?

Cuando la temperatura es caliente, use ropa cómoda, para que no sude más de lo necesario y use aire acondicionado cuando sea necesario. Después de hacer ejercicio, le ayudará si toma una ducha. Si la picazón se vuelve muy preocupante, es posible que desee dejar el ejercicio durante un par de días o elegir una actividad que no produzca sudor, tales como el entrenamiento breve con pesas.

Si las soluciones mencionadas anteriormente no resuelven los efectos secundarios, puede que tenga que salir de la cetona y esperar el alivio dentro de 1 a 2 días. Usted puede hacer esto al consumir unos 50 gramos o más de carbohidratos al día. Para obtener la mayoría de los beneficios de la dieta baja en carbohidratos- al menos para la diabetes tipo 2 y la pérdida de peso, usted puede comer tanto como 50 a 100 gramos de carbohidratos al día y practicar el ayuno de vez en cuando.

No consuma otros tratamientos, como los antibióticos o cremas especiales. Los antihistamínicos, cremas anti-hongos, y los esteroides no son suficientes. La forma más segura es salir de la cetona.

¿Puedo probar cetona una vez más?

La respuesta es sí, sobre todo si se siente muy bien y obtiene una gran cantidad de beneficios de la cetona. La erupción cetona puede permanecer lejos. Por lo general, la gente que sigue la dieta baja en carbohidratos la obtienen solamente una vez, durante las primeras etapas de la cetona. La mayoría de las personas no experimentan erupciones cetona en lo absoluto.

Si usted se deshace de la erupción cetona al salir de la cetona, ¿puede volver a utilizar cetona nuevamente? La respuesta es probablemente sí.

Tenga en cuenta todos los consejos anteriores. Si todo lo demás falla, entonces todo lo que necesita hacer es comer un poco más de carbohidratos, y el problema muy probablemente desaparecerá.

Capítulo 5: recetas del desayuno

Rollos de desayuno (Fase 1)

Para 6

Los carbohidratos netos por porción: 1 gramo

Tiempo de preparación: 15 minutos

Tiempo de cocción: 15-30 minutos

Ingredientes:

- 3 cucharadas de queso crema, ligero o regular, a temperatura ambiente
- 3 yemas de huevo, a temperatura ambiente
- 3 claras de huevo, a temperatura ambiente
- 1/8 cucharadita de crémor tártaro, a temperatura ambiente
- 1 paquete de endulzante
- Pizca de sal

Preparación:

1. Precalentar el horno a 355 F o 180C.

2. En un tazón, bata el queso crema con las yemas de huevo, sal y endulzante, mezclar bien hasta estar listo.

3. En otro recipiente, batir las claras de huevo hasta que estén espumosas. Cocinar el crémor tártaro y, con gran velocidad bata hasta que se forme picos firmes.

4. Doble suavemente las claras de huevo en la mezcla de la yema de huevo que se mezcle - hacer esto con mucho cuidado para evitar que las claras de huevo se rompa.

5. Divida la mezcla, verter en un molde de 6 ponqués o en una bandeja forrada.

6. Hornee aproximadamente durante 15 a 20 minutos.

7. Utilícela para hacer hamburguesas o sándwiches, o servir por sí solo con endulzante adicional.

Notas: También puede hacerlos con temperatura más baja, 300 F o 150 C durante unos 30 minutos.

Tortilla con jamón, queso y pimiento (Fase 1)

Porciones: 2

Los carbohidratos netos por porción: 4.6 gramos

Tiempo de preparación: 15 minutos

Tiempo de cocción: 15 minutos

Ingredientes:

Para el relleno:

- 1/2 taza de queso cheddar, rallado
- 1/2 taza de jamón, cortado en dados
- 1/2 cucharada de aceite de oliva
- 1/3 taza de pimiento, picado
- 1/4 taza de cebolla picada

Para la tortilla:

- 4 huevos, grandes
- 2 cucharaditas de aceite de oliva

- 2 cucharadas de agua
- 1/4 cucharadita de sal
- 1/4 cucharadita de pimiento

Preparación:

1. Ponga 1/2 cucharada de aceite de oliva en una sartén antiadherente de gran tamaño y precaliente a fuego medio-alto.

2. Cocinar la cebolla y el pimiento; cocinar durante un par de minutos o hasta que estén blandas. Cocinar el jamón y cocinar hasta que todos los ingredientes estén ligeramente dorados. Transferir la mezcla de relleno a un tazón y reservar.

3. En un recipiente de tamaño mediano, bata los huevos con el agua, la pimienta y sal hasta que se mezclen.

4. Ponga 1 cucharadita de aceite de oliva en la misma sartén y precaliente a fuego medio-alto.

5. Verter en medio de la mezcla de huevo y revuelva suavemente con una espátula; cocine hasta que esté listo. Ponga 1/2 del relleno en 1 lado de la tortilla cúbrala con 1/4 taza de queso cheddar rallado. Doblar.

6. Continúe la cocción hasta que la tortilla esté lista y el queso se derrita. Colocar en un plato.

Repita el proceso con la mezcla de huevo restante y el relleno. Sirva caliente.

Waffles de mantequilla de soya y canela (Fase 1)

Sirve: 8

Los carbohidratos netos por porción: 4.9 gramos

Tiempo de Preparación: 20 minutos

Tiempo de cocción: 5 minutos por cada galleta

Ingredientes:

- 1 taza de harina de soya
- 1 cucharada de polvo de hornear
- 1 cucharadita de extracto de vainilla
- 1/2 taza de agua fría
- 1/2 de cucharadita de bicarbonato de sodio
- 1/3 taza de mantequilla (75 gramos), derretida
- 2 cucharaditas de canela en polvo
- 3 huevos, ligeramente batidos
- 3/4 tazas de suero

- 13 1/2 paquetes de endulzante Stevia

Preparación:

1. Precaliente el molde para waffles siguiendo las instrucciones del fabricante.
2. En un tazón, mezcle la harina de soya con el polvo de hornear, canela en polvo, endulzante, y bicarbonato de sodio.
3. Agregue la mantequilla, suero de leche, la vainilla y los huevos; mezclar hasta que esté bien mezclado.
4. Una cucharada a la vez, agregar en el agua fría hasta obtener una masa ligeramente espesa pero todavía se puede verter; deseche el exceso de agua.
5. Verter alrededor de 1/3 tazas de la masa en el centro de la bandeja de waffles precalentada - ajuste la cantidad de acuerdo a su máquina de waffles.

6. Tapar y cocinar hasta que ambos lados de la galleta se doren ligeramente.

7. Repita el proceso con el resto de la masa. Sirva caliente o con jarabe sin azúcar, o con frutas para la Fase 3, si lo desea.

Panqueques de chocolate de soya (Fase 1)

Sirve: 8

Los carbohidratos netos por porción: 4.9 gramos

Tiempo de Preparación: 15 minutos

Tiempo de cocción: unos 5 minutos por cada panqueque

Ingredientes:

- 1 taza de leche
- 1 taza de harina de soya
- 1/2 cucharadita de polvo de hornear
- 1/4 cucharadita de sal
- 2 huevos, grandes, batidos
- 3 cucharadas (1 1/2 onzas o 42 gramos) de mantequilla sin sal, derretida
- 3 cucharadas de polvo de cacao sin azúcar
- 6 cucharadas de Esplenda granulada.

Preparación:

1. En un recipiente para mezclar, mezcle la harina de soya con el polvo de cacao, endulzante, sal y polvo de hornear.

2. Cocine la leche, la harina y los huevos; mezcle hasta que estén suave. Deje reposar la masa durante 5 minutos.

3. Precaliente una sartén antiadherente a fuego medio. Cuando la sartén esté caliente, baje el fuego a medio-bajo.

4. Verter 1/4 taza de la mezcla en el molde y extiéndala. Cocine hasta que la parte inferior esté de color marrón claro. Voltéela y cocínela durante 1-2 minutos más o hasta que se derrita. Pasar a un plato para servir. Repita el proceso con el resto de la masa. Sirva caliente con mantequilla y con algunas frutas permitidas para la fase 2 y 3.

Zoodle Stir-Fry con parmesano y tocino (Fase 1)

Porciones: 2

Los carbohidratos netos por porción: 5.6 gramos

Tiempo de Preparación: 15 minutos

Tiempo de cocción: 15 minutos

Ingredientes:

- 1 calabacín verde, de tamaño mediano, en juliana
- 1 cucharada de aceite para cocinar
- 1 calabacín amarillo, mediana, cortado en juliana
- 2 cucharadas de queso parmesano rallado
- 3 dientes de ajo, picado
- 4 rebanadas de tocino, cortado en tiras
- Rallado cáscara de limón (de 1 limón)

Preparación:

1. Ponga el aceite en una sartén para freír de gran tamaño y proceda a precalentar a fuego medio.

2. Cocine las tiras de tocino, cocine hasta que se doren, y transfiera a un recipiente.

3. Cocine el ajo en la misma sartén; cocine a fuego medio hasta que esté marrón claro.

4. Cocine las tiras de calabacín; cocinar durante 1 minuto. Vuelva a colocar el tocino cocido y mezclar bien.

5. Apague el fuego. Cocinar la ralladura y el parmesano rallado; mezcle hasta que esté bien mezclado.

6. Sazonar con sal y pimienta al gusto.

Pan rápido de soya, jalapeño, y queso Jack (fase 1)

Sirve: 13 porciones (2 rebanadas cada uno)

Los carbohidratos netos por porción: 1,5 gramos

Tiempo de Preparación: 15 minutos

Tiempo de cocción: 35 minutos

Ingredientes:

- 1 taza de leche entera
- 1 cucharada de polvo de hornear
- 1/2 taza de polvo de proteína de soya
- 1/3 taza de aceite vegetal
- 1/4 taza de gluten vital de trigo
- 2 cucharadas de mantequilla, derretida
- 3 huevos
- 4 onzas (113 gramos) de queso Jalapeño Monterey Jack, rallado

Preparación:

1. Precaliente el horno a 355 F o 180C.

2. En un recipiente de tamaño grande, combine los huevos con la leche, la mantequilla y el aceite; bata bien hasta que se mezcle. Mezcle el queso rallado.

3. Tamice el polvo de soya, el polvo de hornear, y gluten de trigo; mezcle hasta que estén combinados.

4. Verter la mezcla en un molde para hornear de 8 pulgadas forrado y luego hornee durante 35 minutos o hasta que el pan esté dorado o cuando inserte un palillo en el centro y salga seco.

5. Cuando lo hornee, enfríe el pan sobre una rejilla antes de rebanar.

Magdalenas de soya y Zucchini (Fase 2)

Sirve: 12

Los carbohidratos netos por porción: 3.3 gramos

Tiempo de Preparación: 15 minutos

Tiempo de cocción: 25 minutos

Ingredientes:

- 1 1/2 tazas de harina de soya
- 1 1/2 cucharaditas de polvo de hornear
- 1/2 taza de agua mineral con gas
- 1/2 taza de zucchini, picados
- 1/3 tazas granulada de endulzante Splenda
- 3 huevos, de grandes
- 3/4 tazas de crema de leche

Preparación:

1. Precaliente el horno a 375F o 190C.

2. En un recipiente de tamaño grande, bata los huevos con el bicarbonato de sodio, la crema de leche, y el calabacín hasta que estén mezclados.

3. Cocine el resto de los ingredientes secos y bata hasta que queden bien mezclados.

4. Coloque con una cuchara la mezcla en una manga pastelera y luego coloque la masa en una bandeja de magdalenas de 12 tazas forrado hasta 2/3, dejando algo de espacio para que los magdalenas crezcan.

5. Cocine en el horno durante unos 25 minutos o hasta que estén ligeramente marrón o si un palillo sale limpio cuando lo inserte en el centro de las magdalenas.

6. Retire del horno. Transfiera las magdalenas sobre una rejilla y deje enfriar.

Mini magdalenas de Soja de Almendra con canela (Fase 2)

Sirve: 24

Los carbohidratos netos por porción: 1.3 gramos

Tiempo de Preparación: 15 minutos

Tiempo de cocción: 20 minutos

Ingredientes:

- 1/2 taza (4 onzas o 113 gramos) de mantequilla sin sal, suavizadas
- 1/2 taza de almendra molida
- 1/2 taza de harina de soya
- 1/2 cucharada de polvo de hornear
- 1/2 cucharadita de extracto de vainilla
- 1/4 cucharadita de sal
- 2/3 taza de Splenda granulada
- 3 huevos
- 3 cucharaditas de canela en polvo

Preparación:

1. Precalienta el horno a 355 F o 180C.

2. Con una batidora a velocidad media, bata la mantequilla con la vainilla y el endulzante hasta que quede esponjoso.

3. Cocine los huevos poco a poco y bata hasta que estén bien mezclados.

4. Usando una espátula, doble lentamente los ingredientes secos mezclándolos con los ingredientes húmedos hasta que esté bien mezclado.

5. Coloque con una cuchara la mezcla en una manga pastelera y coloque la mezcla en una sartén forrada para mini magdalenas hasta 3/4 de su capacidad.

6. Cocine en el horno durante unos 20 minutos o hasta que esté listo en el medio. Cuando se hornee, transfiera las magdalenas a una rejilla y deje enfriar por completo.

Pan rápido de calabacín y Almendra (Fase 2)

Sirve: 18 rebanadas

Los carbohidratos netos por porción: 3.6 gramos

Tiempo de Preparación: 20 minutos

Tiempo de cocción: 45 minutos

Ingredientes:

Para los ingredientes húmedos:

- 1 calabacín, de tamaño mediano
- 1/2 taza de aceite vegetal
- 1/2 cucharadita de extracto de vainilla
- 4 huevos, grandes

Para los ingredientes secos:

- 1 taza de almendra molida
- 1 taza de harina de soya
- 1 1/2 cucharaditas de canela en polvo

- 1/2 cucharada de polvo de hornear
- 1/2 cucharadita de bicarbonato de sodio
- 1/2 de cucharadita de nuez moscada
- 1/2 cucharadita de sal
- 24 sachets o 1 taza granulada de sustituto de azúcar o al gusto

Preparación:

1. Precaliente el horno a 350 ° F o 180 C.
2. Ralle el calabacín en forma gruesa
3. En un recipiente de tamaño mediano, mezcle los ingredientes húmedos y proceda a batir hasta que esté bien mezclado.
4. En un recipiente de gran tamaño, mezcle los ingredientes secos y bata hasta que esté bien mezclado.

5. Agregue la mezcla húmeda a los ingredientes secos y mezcle hasta que estén bien combinados y obtenga una masa espesa.

6. Verter la mezcla en un molde engrasado para pan y alineado, de 5x9 pulgadas; alise la superficie.

7. Cocinar en el horno durante unos 45 minutos o hasta que un palillo salga limpio cuando se inserte en el centro.

8. Cuando hornee, deje que el pan se enfríe en el molde durante 10 minutos, retire de la sartén, y deje enfriar sobre una rejilla.

9. Cuando se enfríe, corte el pan en 18 porciones utilizando un cuchillo de sierra.

Budín de pan de almendras para el desayuno

Porciones: 2

Los carbohidratos netos por porción: 5 gramos

Tiempo de Preparación: 15 minutos

Tiempo de cocción: 1 minuto, 20 segundos

Ingredientes:

- 4 cucharadas de crema de leche
- 2 cucharadas de mantequilla derretida
- 2 paquetes de Splenda
- 2 oz de almendra molida
- 1 cucharada de harina de linaza
- 1 huevo, de tamaño grande, ligeramente batido
- 1 pizca de canela

Preparación:

1. En un recipiente de tamaño pequeño para microondas, mezcle la almendra molida, 2 cucharadas de crema, 1 cucharada de mantequilla, huevo, harina de semilla de lino, 1 paquete de Splenda, y canela al gusto hasta que obtenga consistencia de pasta.

2. Coloque en el Microondas durante aproximadamente 1 minuto y 20 segundos en un horno 1100 vatios hasta que crezca en el centro.

3. Retire e inmediatamente cubra con la mantequilla restante, la crema, la Esplenda, y la canela al gusto.

Barras de coco para el Desayuno

Sirve: 8

Los carbohidratos netos por porción: 3.7 gramos

Tiempo de preparación: 20 minutos

Tiempo de cocción: 1 hora

Ingredientes:

- 1 taza de harina de almendras
- 1 taza de crema espesa
- 1 taza de Splenda
- 1 taza de coco sin azúcar
- 1 taza de agua
- 2 cucharadas de polvo de proteína de suero de leche de vainilla
- 3 cucharaditas de vainilla
- 4 huevos, grandes

Preparación:

1. Ponga todos los ingredientes en un recipiente de gran tamaño y agite hasta que estén bien mezclados.

2. Verter la mezcla en un molde engrasado de 13x9 pulgadas.

3. Si lo desea, espolvorear la parte superior con el coco azucarado-Splenda.

4. Hornee durante aproximadamente 1 hora en un horno precalentado a 350 ° F hasta que estén doradas.

Quiche de Brócoli y Champiñón

Porciones: 4-6

Los carbohidratos netos por porción: 8 gramos

Tiempo de preparación: 10 minutos

Tiempo de cocción: 40 minutos

Ingredientes:

- 5 huevos
- 10 oz mitad y mitad
- 1/2 taza de cebolla, cortado en dados
- 1 cucharada de aceite de oliva
- 1 taza de champiñones frescos, picados
- 1 taza de brócoli, cortado en trozos pequeños
- 1 1/2 taza de queso suizo, rallado

Preparación:

1. Saltee la cebolla picada, brócoli, y los champiñones en aceite de oliva y una bandeja de vidrio o de pastel engrasado con spray

antiadherente - una bandeja de pírex de 9x9 pulgadas funciona bien.

2. Bata los huevos con la otra mitad del queso. Sazone al gusto y luego proceda a verter sobre las verduras. Si se desea, le puede agregar cubitos de jamón cocido.

3. Hornee en un horno precalentado a 350 º F durante unos 40 minutos.

Capítulo 6: Recetas de almuerzo

Ensalada de carne con inspiración asiática (Fase 1)

Porciones: 5

Los carbohidratos netos por porción: 7,6 gramos

Tiempo de Preparación: 20 minutos, más el marinado durante la noche

Tiempo de cocción: 1 minuto

Ingredientes:

- 4 onzas (113 gramos) castañas de agua en rodajas
- 4 tazas de hojas verdes para ensalada
- 12 onzas (340 gramos) solomillo de ternera, cortados en tiras finas
- 1/4 pimiento amarillo, cortado en trozos pequeños
- 1/4 pimiento rojo, cortado en tiras delgadas

Para el aderezo / marinada:

- 2 cucharadas de salsa de soya tamari
- 2 tallos de cebolleta, finamente picado
- 1/8 cucharadita de jengibre en polvo
- 1/4 cucharadita de curry en polvo
- 1/2 de cucharadita de endulzante granulado
- 1/2 cucharadita de ajo, picado
- 1 cucharadita de aceite de sésamo tostado
- 1 cucharada de vinagre de vino de arroz, sin azúcar

Preparación:

1. Excepto por el polvo de jengibre y el curry, bata todos los ingredientes, el aderezo / marinada en un recipiente hasta que esté bien mezclados. Verter 1/2 de los ingredientes del aderezo / marinado sobre las tiras de solomillo; mezcle bien para cubrir. Macere durante la noche en el refrigerador.

2. Cocinar el jengibre y el curry en polvo con los adobos restantes y mezclar bien. Mantenga refrigerado y utilícelo como aderezo para ensaladas.

3. Ponga 1 cucharada de aceite para cocinaren una sartén de gran tamaño y hasta que esté muy caliente.

4. Cocine las tiras de solomillo marinado y saltee durante aproximadamente 1 minuto o hasta que esté medio cocinado.

5. En un recipiente grande, combine los vegetales de hojas verdes, castañas de agua, el pimiento y la carne de res salteada. Verter el aderezo por encima y mezcle bien.

Carne de cerdo picada con salsa de tomate, cebolla (Fase 1)

Sirve: 3

Los carbohidratos netos por porción: 6.2 gramos

Tiempo de Preparación: 15 minutos

Tiempo de cocción: 30 minutos

Ingredientes:

- 14 onzas (397 gramos) de carne de cerdo picada
- 1/4 taza de pimiento verde, picado
- 1/2 cucharadas de aceite vegetal
- 1/2 taza de cebolla picada
- 2 cucharadas de agua
- 3/4 taza de salsa de tomate casera sin azúcar
- Sal y pimienta solo para probar
- Endulzante, al gusto

Preparación:

1. Ponga el aceite vegetal en una sartén antiadherente y precaliente a fuego medio.

2. Agregue el pimiento y la cebolla; cocine hasta que se dore y esté suavizado.

3. Agregue la carne de cerdo, sazone con sal y pimienta, y cocine hasta que estén ligeramente doradas.

4. Agregue el agua, la salsa de tomate, y el endulzante, mezcle bien y lleve a hervir.

5. Retire del fuego y la transfiéralo a un plato.

6. Sirva para cubrir los espaguetis, tallarines de calabacín, o cualquier pasta baja en carbohidratos.

Sopa de Dieta baja en carbohidratos

Sirve: 12 (1 1/2 tazas por porción)

Los carbohidratos netos por porción: 4 gramos

Tiempo de Preparación: 30 minutos

Tiempo de cocción: 32 minutos

Ingredientes:

- 1/4 taza de albahaca fresca picada
- 1 taza de frijoles verdes, cortadas en trozos de 1 pulgada
- 1 taza de hongos blancos, en rodajas
- 1 cucharada de ajo fresco, picado
- 1 cucharada de aceite de oliva
- 1/4 taza de cebolla picada
- 1/4 taza de tomates secados al sol, picados
- 2 tazas de raíz de apio, pelado y luego se corta en cubos 1/2 pulgadas
- 2 tazas de agua

- 2 tazas de calabaza amarilla, en rodajas y luego en cuartos
- 2 cucharadas de vinagre vino tinto
- 4 tazas de pechuga de pollo cocidas, picados
- 4 tazas de acelgas, picado
- 4 rebanadas de tocino, cortados
- 8 tazas de caldo de pollo
- Sal y pimienta para probar

Preparación:

1. Ponga el aceite de oliva en una olla de tamaño para sopa. Cocine el tocino y cocine a fuego medio durante 2 minutos.

2. Agregue el ajo, la cebolla, champiñones y tomates; cocine por 5 minutos. Vierta el caldo de pollo y agua. Agregue la raíz, el pollo y el apio; cocine a fuego lento durante unos 15 minutos.

3. Agregue las judías verdes, calabaza y acelgas; cocine a fuego lento durante 10 minutos.

4. Agregue el vinagre de vino tinto y sazone al gusto con sal y pimienta.

5. Justo antes de servir, agregue la albahaca fresca.

Brocheta de Pavo y Ensalada de tomate

Porciones: 1-2

Los carbohidratos netos por porción: 4.4 gramos

Tiempo de Preparación: 10 minutos

Tiempo de cocción: 15 minutos

Ingredientes:

- 1 taza de pavo molida
- 1 taza de lechuga mixta
- 1 cucharadita de pasta de albahaca O un par de hojas de albahaca fresca, finamente picado
- 1 cucharadita de ajo, aplastado
- 1 tomate
- 1-2 cucharadas de aceite de oliva
- 4-5 aceitunas Kalamata, picadas
- Pimienta
- sal

Preparación:

1. Se pica el tomate y se coloca en un recipiente pequeño. Agregue el aceite de oliva, albahaca, ajo y sal y pimienta al gusto.

2. En una cacerola, cocinar el pavo picado hasta que esté dorado. Agregue la mezcla de tomate y mezcle para combinar.

3. Sirva sobre una cama de lechugas mixtas.

Ensalada de pollo y tortillas

Para 4 personas

Los carbohidratos netos por porción: 8 gramos

Tiempo de Preparación: 20 minutos

Tiempo de cocción: 25 minutos

Ingredientes:

Para la ensalada de taco:

- 4 pechugas de pollo, cocidos y después triturados con un tenedor
- 1 cebolla amarilla, grande en cubitos
- 1 cabeza de lechuga Iceberg
- 1 lata de tomates cherry, con chiles verdes
- 1 Lata de aceitunas negras
- queso cheddar, rallado
- polvo de chile
- Comino
- Guacamole, opcional

- Aceite de oliva
- Crema agria

Para la salsa casera:

- 1 lata grande de tomates pelados
- 1 cebolla amarilla grande, picada
- 1 manojo de cilantro pequeño
- Sal de ajo

Preparación:

1. Verter las 2 cucharadas de aceite de oliva en una sartén y el caliente a fuego medio-alto. Agregue 1/4 de la cebolla y saltear hasta que se ablanden. Agregue el pollo, el chile en polvo, comino, tomates cherry, y cocine a fuego lento durante unos 20 minutos, revuelva de vez en cuando.

2. Mientras tanto, desmenuzar la lechuga y colóquela en un recipiente-

3. Cuando se cocine la mezcla de pollo, ponga sobre la lechuga, acumulándolo en la parte superior. Cubra con el queso, aceitunas, las cebollas restantes, y la crema agria.

4. Ponga todos los ingredientes de la salsa en una licuadora y encienda hasta que se mezclen. Agregue a la ensalada- esto servirá como el aderezo. ¡Disfrute!

Ensalada club de pollo y tocino

Porciones: 4-6

Los carbohidratos netos por porción: 5 gramos

Tiempo de Preparación: 15 minutos

Tiempo de cocción: 30 minutos

Ingredientes:

- 6 rebanadas de tocino
- 4 pechugas de pollo, sin hueso, sin piel
- 2 tazas de queso cheddar, rallado
- 1 taza de mayonesa
- Hojas de lechuga

Preparación:

1. Cocine el tocino hasta que esté crujiente y luego se desmorona.

2. Cortar el pollo en cubos y cocinar muy bien.

3. Ponga el pollo y el tocino en un molde para hornear de 8 pulgadas. Agregue el queso cheddar y la mayonesa; mezcle.

4. Cocine en el horno durante unos 15 minutos.

5. Sirva sobre la parte superior de una cama de lechuga. Si lo desea, cubra con aceitunas negras.

Hamburguesas de atún

Para 4 personas

Los carbohidratos netos por porción por porción: 3,5 gramos

Tiempo de Preparación: 10 minutos

Tiempo de cocción: 10-15 minutos

Ingredientes:

- 1 lata (7 onzas) de atún, escurrido
- 1 cucharadita de jugo de limón
- 1/2 taza de apio, cortado en dados
- 1/2 taza de salvado de trigo
- 1/3 taza de mayonesa
- 2 cucharadas de salsa de tomate baja en carbohidratos
- 2 cucharadas de cebolla, picada

Preparación:

1. En un recipiente mezcle todos los ingredientes. Divida la mezcla en 4 porciones y forme las empanadas.

2. Engrase una sartén antiadherente con spray para cocinar antiadherente.

3. Cocine las empanadas hasta que ambos lados estén dorados.

Alcachofa de cangrejo y Queso Puff

Sirve: 1

Los carbohidratos netos por porción por porción: 4 gramos

Tiempo de Preparación: 5 minutos

Tiempo de cocción: 20-25 minutos

Ingredientes:

- 1/2 taza de queso doble Sargento para pizza (cheddar o mozzarella);
- 1/2 taza de queso parmesano rallado
- 1/2 taza de mayonesa
- 1/2 taza de corazones de alcachofa, picado (uso enlatados - NO marinado);
- 1/2 lata (6 onzas) carne de cangrejo blanco, escurridos y secados
- 1 cucharadita de ajo en polvo

Preparación:

1. Engrase una bandeja de hornear pequeña con spray antiadherente para cocinar. Agregue todos los ingredientes y mezcle bien

2. Hornee en un horno de 350 ° F precalentado durante unos 20-25 minutos.

Deleite de camarones y aguacate

Porciones: 1-2

Los carbohidratos netos por porción: 10,1 gramos

Tiempo de Preparación: 15 minutos

Tiempo de cocción: 9-13 minutos

Ingredientes:

- 3 oz de camarón, pelado, cocinado, detallado
- 1 aguacate, de tamaño mediano, cortado en pequeño tamaño, cubos de tamaño de un bocado
- 1 1/2 -2 cucharadas O 3-4 dientes de ajos de sobre ya asado en horno
- 1/2 taza de champiñones de sobre
- Mantequilla
- Ajo
- El jugo de limón, al gusto (aproximadamente 1/2 fresco)
- Sal y pimienta al gusto.

Preparación:

1. Derretir la mantequilla en una sartén antiadherente. Agregue el ajo y los champiñones; saltee durante aproximadamente 3 a 5 minutos. Agregue los camarones y saltee hasta que se caliente, unos 3 minutos.

2. Agregue el aguacate, revuelva y cocine durante aproximadamente 3-5 minutos, manteniendo la textura no blanda.

3. Exprima el jugo de limón y sazone al gusto con sal y pimienta. Revuelva hasta que se ponga tibio. ¡y Sirva!

Ostras envueltas en tocino

Para 4 personas

Los carbohidratos netos por porción por porción: 3.9 gramos

Tiempo de Preparación:

Tiempo de cocción:

Ingredientes:

- 1 / 2-3 / 4 libras de tocino
- 1 libra de filetes de pescado - no utilice ostras de la bahía ya que son demasiado pequeñas

Preparación:

1. Precalentar el horno a 450F.
2. Lave las vieiras en agua fría.
3. Corte el tocino en 3 secciones. Envuelva cada pieza de ostra con una lonja de tocino y asegure el tocino con un palillo de dientes.

4. Ponga en una bandeja para hornear y cocine en el horno hasta que el tocino esté crujiente y dorado.

Ensalada de camarones picante

Sirve: 3

Carbohidratos por porción: 4.5 gramos

Tiempo de Preparación: 13-15 minutos

Tiempo de Cocción: 5-7 minutos

Ingredientes:

- 1 libra de camarones
- 1 lechuga pequeña
- Pepino mediano, cortado en trozos pequeños
- 1 taza de pimiento verde, cortado en trozos pequeños
- 1/4 taza de aderezo para ensaladas Zesty Italian Kraft

Preparación:

1. Ponga a hervir un cuarto de agua. Al hervir, coloque los camarones en agua hirviendo y cocine durante 5-7 minutos. Después de 5-7 minutos,

retire los camarones de la olla y deje enfriar. Cuando se enfríe se deben pelar. Mezcle con el aderezo para ensaladas.

2. Agregue el resto de los ingredientes y mezcle bien.

3. Si el almuerzo es para llevar, mantenga los pimientos verdes separados de los camarones. Mezcle cuando esté listo para comer.

Bolas de queso en Rollos de jamón

Sirve: un montón

Carbohidratos por porción: <1 gramos si se utiliza sin el jamón en carbohidratos

Tiempo de Preparación: 10 minutos

Tiempo de cocción: 0 minutos

Ingredientes:

- Sándwich de jamón en lonjas (comprobar si hay contenido de carbohidratos)

Para el queso de untar:

- 8 onzas de queso crema, suavizado
- 2-3 cebollas verdes, picadas
- 1/2 cucharadita de sal de ajo
- 1 cucharadita de salsa Worcestershire
- 1 paquete delgado de ternera ahumado en lonjas (en las bolsas baratas pequeñas)

Preparación:

1. Mezcle todos los ingredientes de bolas de queso hasta que esté bien combinado.

2. Extienda una mezcla cheeseball en un trozo de jamón y enrolle. ¡Repita el proceso y sirva!

Nota: Puede mantener una mezcla de queso para untar en el refrigerador y enrollar con más jamón, según sea necesario. Este plato ofrece un almuerzo rápido o merienda.

Capítulo 7: bocadillos, postres y aperitivos

Canela, leche de coco y huevos de natilla (Fase 1)

Para 6

Los carbohidratos netos por porción: 4.3 gramos

Tiempo de Preparación: 20 minutos

Tiempo de cocción: 35 minutos

Ingredientes:

- 2 huevos, a temperatura ambiente
- 2 yemas de huevo, a temperatura ambiente
- 2 tazas de leche de coco sin azúcar, a temperatura ambiente
- 1/4 cucharadita de sal
- 1/4 cucharadita de canela molida
- 1/3 taza de endulzante granulado

Equipo:

- 6 piezas (7-onzas) moldes, ligeramente engrasados

Preparación:

1. Llene una bandeja de horno con agua.

2. Precaliente el horno a 300F o 150C.

3. En un recipiente grande, bata los huevos y yemas de huevo, mezclar con el endulzante.

4. Agregue la sal y la canela en la leche de coco; mezcle bien.

5. Agregue la leche de coco en la mezcla de huevo; mezcle bien y luego se tamiza la mezcla de crema en un frasco o una taza medidora.

6. Verter la mezcla en moldes engrasados hasta 2/3 de su capacidad; cubrir con papel de aluminio.

7. Cocinar en el horno precalentado con un baño de maría durante unos 35 minutos.

8. Apague el fuego y deje que la natilla permanezca en el horno durante 10 minutos más.

9. Sirva frío o caliente.

Castaña de agua Envuelta en tocino mejor conocido como Rumak (Fase 1)

Sirve: 24

Los carbohidratos netos por porción: 1.3 gramos

Tiempo de Preparación: 20 minutos, más 30 minutos de marinado

Tiempo de cocción: 20 minutos

Ingredientes:

- 8 rebanadas de tocino (cortado transversalmente en tercios)
- 12 de castañas agua (alrededor de 4 onzas o 113 gramos), rebanada horizontalmente en mitades
- 1/4 taza de salsa de soya
- 1/2 cucharadita de melaza de azúcar
- 1/2 cucharadita de curry en polvo
- 1 cucharada de endulzante granulado
- 1 cucharada de jengibre, finamente rallado

- Implemento;

- Palillos de dientes (empapados previamente en agua durante 1 hora)

Preparación:

1. En un recipiente, mezcle las melazas, el polvo de curry, el jengibre, la salsa de soya, y el endulzante; mezclar bien.

2. Cocine las castañas de agua y revuelva para cubrir bien. Ponga a un lado y deje marinar durante unos 30 minutos.

3. Precaliente el horno a 450F o 230C.

4. Escurra las castañas de agua marinados; deseche el aderezo.

5. Enrolle 1 pedazo de tocino alrededor de cada castaña de agua, asegure con un palillo de dientes, y preséntelas en una bandeja para asar.

6. Cocinar en el horno precalentado durante unos 10 minutos, a su vez, y luego hornee durante 10 minutos más, o hasta que el tocino esté crujiente.

Alas de búfalo Horneados con inmersión de queso azul (fase 1)

Sirve: 6 (ala 1 de pollo con 2 cucharadas de inmersión)

Los carbohidratos netos por porción: 1.6 gramos

Tiempo de preparación: 20 minutos

Tiempo de cocción: 30 minutos

Ingredientes:

- 6 alas de pollo (alrededor de 1 1/2 libras o 680 gramos), reducidos a la mitad y se eliminan las puntas.

Para la marinada:

- 1 huevo, ligeramente batido
- 1 diente de ajo picado
- 1/2 cucharadita de pimienta de cayena, o al gusto
- 1/2 cucharadita de pimienta molida
- 3/4 taza de vinagre de manzana
- 3/4 cucharadita de sal

- 6 cucharadas de aceite de cocina

Para la salsa de queso azul:

- 2 1/2 cucharadas de queso azul desmenuzado
- 1/4 taza de crema agria
- 1/2 cucharadita de ajo, picado
- 1/2 cucharadas de jugo de limón
- 1/2 taza de mayonesa
- 1 1/2 cucharadas de cebolla de verdeo, picada

Preparación:

1. En una bolsa de plástico o un recipiente de tamaño grande, mezcle todos los ingredientes de la marinada.

2. Agregue las alas de pollo y revuelva para cubrir bien. Ponga a un lado y dejar marinar durante 20 minutos.

3. Precalentar el horno a 450F o 230C.

4. Organice las alas marinadas en una bandeja forrada para hornear. Cocine en el horno precalentado durante aproximadamente 30 minutos o hasta que esté cocido, rociando 2 veces con el aderezo a mitad de la cocción.

5. Mientras tanto, en un tazón, mezcle todos los ingredientes de la salsa de queso azul.

6. Sirva las alitas de pollo con la salsa.

Pudding de Yorkshire (Fase 2)

Porciones: 9

Los carbohidratos netos por porción: 3.8 gramos

Tiempo de preparación: 20 minutos

Tiempo de cocción: 30 minutos

Ingredientes:

- 4 1/2 cucharadas de gotas de carne o de cerdo, divididos en 9
- 3 huevos, grandes
- 2 onzas (57 gramos) de gluten de trigo vital
- 1/2 cucharadita de sal
- 1/2 taza de harina de soya
- 1 cucharadita de polvo de hornear de doble acción
- 1 taza de leche entera

Preparación:

1. Divida las gotas en 9 hoyos en un molde para magdalena para 12 tazas, alrededor de 1/2 cucharada en cada uno.

2. Precaliente el horno a 480F o 250C o a la temperatura más alta de su horno o hasta que el goteo eche humo.

3. Bata los huevos hasta que estén espumosas. Agregue la sal y la leche; bata hasta que se mezclen.

4. Tamice la harina de soya, el polvo de hornear y el gluten vital de trigo; bata hasta que la masa esté suave.

5. Bata la masa nuevamente hasta que esté espumosa, ligera, y no haya más protuberancias, y un poco liquida. Si es necesario, Agregue un par de cucharadas de agua si está demasiado grueso. Transfiera la masa a una jarra.

6. Retire del horno las gotas precalentadas. Continúe precalentando el horno a 375F o 190C.

7. Divida rápidamente la masa en partes iguales entre los moldes con las gotas calientes.

8. Cocine en el horno durante unos 30 minutos o hasta que los pudines estén ligeramente dorados - no abra el horno hasta que estén cocidos. Sirva muy caliente.

Té verde japonés y Galletas de merengue (Fase 1)

Para 4 personas

Los carbohidratos netos por porción: 3.3 gramos

Tiempo de preparación: 15 minutos

Tiempo de cocción: 1 hora, 10 minutos

Ingredientes:

- 3 claras de huevo, utilizar huevos con 3-4 días de edad a temperatura ambiente
- 1/4 cucharadita de crémor tártaro
- 1/2 taza de endulzante granulado o 12 sobres
- 1 cucharadita de polvo de té verde

Preparación:

1. Precaliente el horno a 250F o 120C.
2. Bata las claras de huevo hasta que estén espumosas. Cocine el crémor tártaro y bata a ALTA velocidad hasta que se formen picos suaves.

3. Agregue poco a poco el endulzante, con una cuchara, sin dejar de batir continuamente. Continúe batiendo a alta velocidad hasta que esté muy firme.

4. Agregue poco a poco el polvo de té verde; mezcle bien.

5. Con una cuchara de té verde coloque el merengue en una manga pastelera con su punta favorita. Coloque porciones en una estera de silicona o en bandejas para galletas forradas con papel pergamino.

6. Cocinar en el horno durante alrededor de 1 hora y 10 minutos.

7. Deje enfriar las galletas en el horno cerrado durante 1 hora.

8. Transfiera cuidadosamente a recipientes herméticos. Manténgase refrigerado.

Corteza de cerdo nachos

Sirve: 8

Los carbohidratos netos por porción: 3 gramos

Tiempo de preparación: 5 minutos

Tiempo de cocción: 4 minutos

Ingredientes:

- 1 bolsa de cortezas de cerdo
- 1 taza de queso cheddar, rallado
- 1 taza de queso mozzarella, rallado
- 1 cucharada de pimientos jalapeños
- 1/2 libras de carne molida, que se dore
- 2 cucharadas de crema agria

Preparación:

1. Precaliente el horno a 350F. coloque una bandeja de horno con papel de aluminio. engrase con spray antiadherente para cocinar. Extienda las chispas en la bandeja de horno, cubra con el queso y la

carne de res molida, y ponga en el horno; hornear durante unos 4 minutos o hasta que el queso se funda a su gusto.

2. Cubra con los chiles jalapeños, crema agria, y sus aderezos preferidos, como el guacamole y cebollas.

Macarrones con queso (IF)

Para 4 personas

Los carbohidratos netos por porción: 6.2 gramos

Tiempo de preparación: 15 minutos

Tiempo de cocción: 15 minutos

Ingredientes:

- 6 rebanadas de tocino, cocinado
- 4 onzas de queso cheddar fuerte
- 4 onzas de queso crema
- 4 onzas de queso Colby Jack
- 2 cucharadas de crema de leche
- 16 onzas coliflor
- 1/4 taza de cebolla verde
- 1/2 de cucharadita de pimienta negro
- 1 cucharadita de ajo, picado
- 1 cucharadita de caldo de pollo

Preparación:

1. Cocine la coliflor en un plato de vidrio apto para microondas. Cocine en el microondas hasta que estén tiernos al pincharlos.

2. En una olla de tamaño mediano, agregue el queso cheddar, el queso crema, la crema, Colby jack, y ajo picado, y el caliente continuamente hasta que esté suave.

3. Ponga la coliflor cocida en un procesador de alimentos. Pique hasta que todas las coliflores en piezas pequeñas.

4. Ponga el tocino, la coliflor, el caldo de pollo, la cebolla verde, negro y la pimienta en la salsa de queso. Revuelva hasta que se mezcle. Sirva caliente.

Pizza baja en carbohidratos

Sirve: 16

Los carbohidratos netos por porción:

Tiempo de preparación: 5 minutos

Tiempo de cocción: 30 minutos

Ingredientes:

- 3 huevos
- 3 tazas de queso mozzarella, rallado
- 1 cucharadita de ajo en polvo
- 1 cucharadita de albahaca, seca
- Ingredientes para la pizza de su elección

Preparación:

1. Precaliente el horno a 450F.
2. En un recipiente, mezcle el queso, los huevos, la albahaca y el ajo.

3. Presione la mezcla en un molde para pizza cubierta con papel engrasado o pergamino o en una bandeja para horno.

4. Hornee a 450F durante unos 10-15 minutos o hasta que estén doradas.

5. Cuando al hornee, deje que la corteza se enfríe durante unos 15 minutos hasta que esté firme. Voltee la corteza y aderece la pizza con 1/4 taza de salsa marinada baja en carbohidratos, 1 taza de queso mozzarella, salchicha italiana doradas y desmenuzado, aceitunas negras en rodajas y las cebollas.

6. Llévelas de nuevo al horno y hornee hasta que el queso se derrita y los bordes estén dorados.

Queso, aguacate y atún saborizado

Porciones: 2

Los carbohidratos netos por porción: 6,8 gramos

Tiempo de preparación: 5 minutos

Tiempo de cocción: 0 minutos

Ingredientes:

- 1 aguacate
- 1 pepino
- 1 lata de atún pequeño saborizado
- pedazo de queso (a su elección)

Preparación:

1. Corte el pepino a un espesor razonable.
2. Ponga una rebanada de queso en el pepino. Cocine un poco de aguacate y luego cubra con un atún saborizado. ¡Disfrute!

Champiñones rellenos de Queso y tocino

Porciones: 15-20

Los carbohidratos netos por porción: 1.1 gramos

Tiempo de preparación: 20 minutos

Tiempo de cocción: 10-15 minutos

Ingredientes:

- 8 onzas de queso crema, suavizado
- 5-6 rebanadas de tocino, frito crujiente
- 15-20 champiñones, de gran tamaño
- 1 cebolla, pequeño, picado

Preparación:

1. Precaliente el horno a 350F.
2. Quite los tallos de los champiñones, reservando unos 4-5 trozos de tallo. Limpie las cabezas de los champiñones y guarde.

3. Pique los tallos guardados del champiñón y la cebolla.

4. Freír el tocino hasta que esté crujiente; reservar la grasa de tocino.

5. En la misma sartén donde fritó el tocino, cocine la cebolla y los tallos del hongo. Cocine hasta que se ablanden. Escurra el exceso de grasa de la mezcla de combinaciones de los champiñones y la cebolla y ponga en el plato de queso crema. Desmenuce el tocino cocido y coloque en el queso crema. Mezclar bien.

6. Divida la mezcla de queso crema y colóquelos en las puntas de los champiñones.

7. Ponga las puntas de los champiñones rellenos con crema en una hoja para hornear con borde y hornee durante unos 10-15 minutos, y luego cocine hasta que los champiñones estén dorados. ¡y Sirva!

Notas: Puede hacer esto con tiempo. Cuando esté listo para servir, simplemente vuelva a calentar en el horno.

Capítulo 8: Recetas de cenas

Empanadas de feta, mezclado de verduras y carne (Fase 1)

Para 4 personas

Los carbohidratos netos por porción: 1.3 gramos

Tiempo de preparación:

Tiempo de Cocción:

Ingredientes:

- 1 libra (450 gramos) de carne molida
- 1/4 taza feta, desmenuzado
- 1/2 de tomate, mediano, picado
- 2 cucharadas de cebolla verde, picado
- 1/2 taza de espinacas, picado
- 1/2 cucharadas de eneldo fresco
- Sal y pimienta para probar

Preparación:

1. Ponga todos los ingredientes en un bol para mezclar y mezcle bien.

2. Divida la mezcla de carne en 4 porciones y luego forme cada parte en las empanadas.

3. Precaliente una sartén antiadherente a fuego medio-alto.

4. Fría las hamburguesas durante un par de minutos por cada lado hasta que ambos lados estén dorados. ¡y Sirva!

Salmón a la plancha y ensalada de verduras mixtas con aderezo italiano (Fase 1)

Porciones: 2

Los carbohidratos netos por porción: 6,9 gramos

Tiempo de preparación: 10-15 minutos

Tiempo de cocción: 10-15 minutos

Ingredientes:

- 4 tazas de hojas verdes mixtas
- 2 filetes de salmón (5 onzas o 140 gramos cada uno)
- 1 1/3 taza de tomate, picado
- Sal y pimienta para probar

Para aderezo italiano:

- 1 cucharada de parmesano rallado
- 1 cucharada de vinagre de vino blanco

- 1/2 cucharada de perejil picado
- 1/2 de cucharadita de secado condimento italiano
- 1/2 cucharadita de ajo, picado
- 1/2 de cucharadita de endulzante Splenda
- 2 cucharadas de mayonesa
- Pimienta de cayena, al gusto
- Sal y pimienta molida negro, al gusto

Preparación:

1. En una ensaladera, mezcle todos los ingredientes del aderezo italiano; bata hasta que estén bien mezclados. Ponga a un lado durante unos 5 minutos para que los sabores se mezclen.

2. Precaliente la parrilla del horno.

3. Sazone los filetes de salmón con pimienta y sal.

4. Cuando la parrilla esté caliente, baje el fuego a medio-alto. Ponga el pescado sobre la parrilla y

cocine cada lado por un par de minutos o hasta que esté cocido.

5. Agregue el tomate y las verduras mixtas en el recipiente con el aderezo; mezcle bien hasta que esté recubierto.

6. Sirva la ensalada de verduras mixtas con los filetes de salmón a la parrilla.

Salmón al horno con pimientos asados y salsa de Bok Choy (Fase 1)

Sirve: 1

Los carbohidratos netos por porción por porción: 3.9 gramos

Tiempo de preparación: 20 minutos

Tiempo de cocción: 10 minutos

Ingredientes:

- 7 1/2 oz (212 gramos) filete de salmón
- 6 onzas (170 gramos) col china o de sus vegetales de hoja verde preferidos
- 1/2 cucharadas de aceite de oliva
- 1/2 cucharadas de mantequilla, derretida
- Rallado cáscara de limón (de 1 limón)
- Sal y pimienta para probar

Para la salsa:

- 2 cucharadas de salsa de tomate casera

- 2 cucharadas de pimiento rojo asado

Preparación:

1. Precalentar el horno a 480 F o 250C.
2. Sazone ambos lados del salmón con sal y pimienta.
3. En una bandeja de hornear, mezcle la mantequilla y el aceite de oliva. Agregue el salmón sazonado y cubra bien con la mezcla de mantequilla.
4. Hornee el pescado en el horno durante unos 5 minutos, voltéelo, y continúe la cocción durante 5 minutos o hasta que los filetes de salmón estén sencillamente cocidos.
5. Transfiera el pescado cocinado a un plato y cúbralo con papel aluminio para mantener el calor.
6. En la misma bandeja de horno, cocine la col china o los frijoles verdes preferidos y la ralladura de limón. Cubra con aceite caliente y las verduras en el horno.

7. Ponga todos los ingredientes de la salsa en la licuadora y mezcle hasta que estén bien mezclados.

8. Sirva la verdura cocida con el salmón y la salsa.

Pollo Al ajo-limón

Sirve: 3-4

Los carbohidratos netos por porción: 0,6 gramos

Tiempo de preparación: 10 minutos

Tiempo de cocción: 4 horas a ALTA temperatura o durante 8 horas en baja temperatura

Ingredientes:

- 3-4 pechugas de pollo, grandes, cortadas en mitades
- 3/4 taza de caldo de pollo
- 1/4 de cucharadita de sal, por pechuga de pollo
- 1/4 de cucharadita de pimienta, por pechuga de pollo
- 1 / 2-1 cucharadita de orégano, por pechuga de pollo
- 1 cucharadita de ajo, picado
- 1 limón

- 3-4 cucharadas de mantequilla

Preparación:

1. Tome una bolsa de plástico con cierre hermético, como una bolsa Ziploc, y utilizando el método de "batir y hornear", poner el pollo en la bolsa. Agregue el orégano, la pimienta y la sal- para obtener un mejor resultado, coloque 2 pechugas de pollo en la bolsa y luego agregue el orégano, la pimienta y la sal. Repita el proceso con el resto de pollo y especias.

2. Ponga 1 cucharada de mantequilla por pollo en una sartén antiadherente. Ponga el pollo y cocine hasta que ambos lados estén dorados y luego transfiera el pollo a una olla de cocción lenta y olla eléctrica.

3. Cuando todo el pollo esté dorado y en la olla de cocción lenta / olla eléctrica, Agregue el caldo de pollo, el jugo de limón y el ajo en la sartén. Raspe

cualquier trozo dorado de la sartén y lleve a hervir. Al hervir, apague el fuego y luego verter la mezcla en la olla eléctrica.

4. Cocine durante 4 horas en fuego alto u 8 horas en punto bajo. Sirva con la coliflor.

Pastel de carne

Sirve: 7

Los carbohidratos netos por porción: 6.3 gramos

Tiempo de preparación: 15 minutos

Tiempo de cocción: 30-35 minutos o 45-60 minutos

Ingredientes:

Para el pastel de carne:

- 2 libras de carne molida
- 2 huevos
- 2 dientes de ajo picado
- 1/3 tazas de salsa de tomate, baja en carbohidratos
- 1/2 cucharaditas de pimienta, o al gusto
- 1 cucharadita de sal, o al gusto
- 1 cucharadita de cilantro secas o 2 cucharadas de cilantro fresco
- 1 cucharada de salsa Worcestershire
- 1 cucharada de chile en polvo

- 4 onzas de queso cheddar, rallado

Para el relleno:

- 1 1/2 cucharaditas de Splenda granulada o el equivalente de Splenda en líquido
- 1/4 tazas de salsa de tomate, baja en carbohidratos
- 1/4 cucharaditas de melaza

Preparación:

1. En un recipiente grande, mezcle todos los ingredientes de pastel de carne hasta que esté bien mezclado.

2. En un recipiente de pequeño, mezcle todos los ingredientes de la cobertura.

3. Ponga la mezcla de carne en un molde engrasado para pan o en forma de 6 mini panes y póngalos en un molde para hornear de 9x13 pulgadas de aluminio forrada.

4. Extienda o cepille la parte superior con la mezcla de relleno.

5. Hornee durante unos 375 F durante aproximadamente 45-60 minutos para un solo pan de grande o unos 30-35 minutos para el mini pan o hasta que la temperatura interna alcance 140-145 F.

Pizza con corteza de Coliflor

Para 4 personas

Los carbohidratos netos por porción: 10 gramos

Tiempo de preparación: 30 minutos

Tiempo de cocción: 30 minutos

Ingredientes:

- 1 taza de pechuga de pollo o muslo, cocidos y triturados
- 1 taza de calabaza, en cubos
- 1 huevo
- 1 pizca de hojuelas de chile, opcional
- 1 pizca de pimienta
- 1 pizca de sal
- 1 cebolla, picada
- 1/4 taza pimiento, picado
- 1/4 taza de mozzarella, rallado
- 1/4 taza de cebolla picada

- 1/4 taza de tomate, picado, para rellenar
- 1/4 taza de tomate, finamente picada, para la salsa
- 400 gramos coliflor
- 50 gramos parmesano, rallado

Preparación:

1. Precaliente un horno convencional a 230C o un horno con ventilación a 210C.
2. Ponga la coliflor en un procesador de alimentos; procese hasta que esté bien. Transfiera a un recipiente para microondas, tapar y hornear durante 10 minutos a potencia ALTA o hasta que estén muy tiernas.
3. Tamice, presionando así con el uso de una cuchara de madera para exprimir el exceso de líquido.
4. Bata ligeramente el huevo en un tazón. Agregue la coliflor y media taza de parmesano; mezcle bien.

5. Forre con papel de hornear una bandeja redonda para pizza de 30 cm. Distribuya uniformemente la mezcla de coliflor en el plato, presionando firmemente. Cocinar en el horno durante unos 20 minutos o hasta que estén doradas.

6. Mientras tanto, poner los cubos de calabaza en un recipiente apto para microondas; hornee durante unos 5 a 7 minutos en temperatura alta o hasta que estén blandas. Cuando se cocine y se ablande, mezcle en un procesador de alimentos o puré. Cuando se machaca la calabaza, cocine el tomate finamente picado, sal, pimienta, y si se desea, hojuelas de chile.

7. Cuando se hornea la corteza coliflor, sáquela del horno. Distribuida uniformemente la mezcla de calabaza en la corteza. Cubra con el queso mozzarella, pollo desmenuzado, la cebolla, la cebolla, el pimiento, el tomate y el resto.

Espolvorear con la parte superior con el queso parmesano restante.

8. Volver al horno y hornear durante unos 7 minutos o hasta que el queso se derrita.

Pavo y Camarones con queso feta

Sirve: 3

Los carbohidratos netos por porción: 6.1 gramos

Tiempo de Preparación 30 minutos

Tiempo de cocción: 30 minutos

Ingredientes:

- 8 onzas de camarón fresco
- 4 cucharadas pesadas de crema de leche
- 4 cucharadas de queso feta
- 4 oz pavo o cerdo o pollo
- 2 cucharaditas de pimienta
- 2 cucharadas de mantequilla
- paprika 1 cucharadita
- 1 cucharadita de ajo granulado
- 1 cucharadas de perejil
- 1 taza de vainilla de soya
- 1 taza de calabaza, cocinado
- 1 taza de champiñones frescos

- 1 taza de brócoli fresco, picado

Preparación:

Para los espaguetis de calabaza:

1. Corte la calabaza en dos mitades.
2. Retire las raíces y semillas del centro de la calabaza. Ponga una servilleta de papel sobre la parte superior de la calabaza y lleve al microondas durante 15 minutos o hasta que esté cocido. Revise después de 15 minutos, usted debe raspar los espaguetis de calabaza con un tenedor, separándolos en hebras.
3. Retire la calabaza del microondas. Mida una taza de espagueti y guarde. Refrigerar el exceso de espagueti de calabaza.

Para la salsa Alfredo feta:

1. Ponga la leche de soya y crema de leche en una cacerola; Ponga a hervir en fuego bajo.
2. Cocinar el queso feta y la crema batida. La crema

debe estar un poco espesa. Apaga el fuego; reserve.

Para el resto de los ingredientes:

1. Mientras se cocina el espagueti de calabaza.
2. Ponga 2 cucharadas de mantequilla en una sartén. Cocine los champiñones y el brócoli, tape y cocine durante unos 5 a 10 minutos.
3. Cocine el pavo cocido y camarones; cocine por 5 minutos.
4. Cocine todos los condimentos y el espagueti calabaza. Mezcle bien.
5. Verter la salsa feta sobre la carne y verduras; mezcle bien.
6. Coloque a fuego lento durante aproximadamente 2-5 minutos.

Pescados a la mantequilla con Ajo y limón

Para 4 personas

Los carbohidratos netos por porción: 16 gramos

Tiempo de Preparación: 15 minutos

Tiempo de cocción: 12 minutos

Ingredientes:

- 4 filetes de pescado blanco, su elección (bacalao, robalo, etc.)
- 4 dientes de ajo, picados
- 2 cucharadas de perejil fresco, picado
- 1/4 taza de manteca, derretida
- 1 jugo de limón, pelado
- 1 limón, en rodajas
- Sal de mar y pimienta recién molida negro

Preparación:

1. Precaliente el horno a 425F.

2. En un recipiente, mezcle la manteca, la ralladura de limón, el ajo, el perejil y el jugo de limón, sazone al gusto con sal y pimienta.

3. Coloque el pescado en una bandeja engrasada para hornear. Sazone el pescado al gusto.

4. Rocíe la mezcla sobre el pescado y cubra el pescado con rebanadas frescas de limón; cocine en el horno durante unos 12-25 minutos o hasta que el pescado es escamosa.

5. Sirva. Si lo desea, cubra con perejil fresco.

Tilapia con corteza de linaza y Parmesano

Porciones: 2

Los carbohidratos netos por porción: 1,5 gramos

Tiempo de Preparación: 15 minutos

Tiempo de cocción: 7 minutos

Ingredientes:

- 2 piezas (5-6 onzas) filetes de Tilapia
- 2 dientes de ajo, picado o presiona
- 2 cucharadas de semillas de linaza
- 2 cucharadas de aceite de oliva
- 2 cucharadas de parmesano Reggiano, finamente desmenuzado, o queso parmesano ordinario
- 4 cucharadas de mantequilla
- Sal marina
- pimienta blanca

Preparación:

1. Lave y seque los filetes de tilapia. Sazone con sal y pimienta como se desee. Reserve.

2. En una cazuela apta para horno o sartén, agregue el aceite de oliva y la mantequilla y caliente a fuego medio-alto. Agregue el ajo y saltee hasta que estén blandas, pero no dorados.

3. Coloque los filetes de pescado en la sartén, coloca con una cuchara la mezcla de mantequilla de ajo y aceite sobre el pescado. Tape y cocine durante unos 4 minutos a fuego medio hasta que el pescado se desmenuce fácilmente cuando se pruebe con un tenedor.

4. En un recipiente de tamaño pequeño, mezcle el parmesano, las semillas de lino, y sazone con sal y pimienta al gusto. Cubra la parte superior de los filetes con la mezcla de linaza, alrededor de 2 cucharadas cada uno.

5. Rocíe con una cuchara parte del aceite de mantequilla para humedecer.

6. Ponga la cacerola / plato en la parrilla y cocine durante unos 2-3 minutos o hasta que la superficie esté dorada.

7. Sirva con espinacas o aderezo bajo en carbohidratos (utilicé aderezo italiano ligero Newman).

Delicia de salmón

Porciones: 2

Los carbohidratos netos por porción:

Tiempo de Preparación: 15 minutos

Tiempo de cocción: 35-45 minutos

Ingredientes:

- 1 libra de salmón
- 1 cucharada de cebolla picada seca
- 1 cucharadita de ajo, picado
- 1/2 mayonesa
- 1/2 cucharada de pimienta de cayena
- 1/2 cucharadita de pimentón
- 1/2 cucharadita de mostaza en polvo
- 1/4 cucharadita de pimienta molida
- 1/4 cucharadita de sal kosher

Preparación:

1. Ponga el salmón en un plato. Mezcle y cubra con el resto de los ingredientes. Refrigere durante 1 hora para permitir que los sabores se intensifican.

2. Ponga el salmón en una hoja de papel de aluminio. Ponga la mezcla restante en la parte superior del salmón. Cierre el papel de aluminio para sellar el salmón, dejando un espacio para el vapor.

3. Ponga en un horno precalentado a 350 ° F y cocine durante unos 35-45 minutos, dependiendo del grosor del salmón.

Lonjas de Salmón con Queso

Porciones: 9

Los carbohidratos netos por porción:

Tiempo de Preparación: 10 minutos

Tiempo de cocción: 30 minutos

Ingredientes:

- 1 lata de salmón
- 1 1/2 taza de queso, rallado
- 1 huevo batido
- 1 cucharada de jugo de limón
- 1/2 taza de crema espesa
- 1/2 cucharadita de pimienta
- 1/2 cucharadita de sal
- 2 cucharadas de mantequilla, derretida

Preparación:

1. Ponga todos los ingredientes en un recipiente y mezcle bien. Verter la mezcla en el molde engrasado para pan.

2. Hornee en un horno precalentado a 350 ° F durante 30 minutos.

Palabras finales

¡Gracias nuevamente por comprar este libro!

Realmente espero que este libro pueda ayudarle.

El siguiente paso es que se una a nuestro boletín informativo por correo electrónico para recibir actualizaciones sobre cualquier próximo lanzamiento o promoción de un nuevo libro.

¡Usted puede registrarse de forma gratuita y, como beneficio adicional, también recibirá nuestro libro "Errores de salud y de entrenamiento físico que no sabe que está cometiendo", completamente gratis."! Este libro analiza muchos de los errores de entrenamiento físico más comunes y desmitifica muchas de las complejidades y la ciencia de ponerse en forma. ¡Tener todo este conocimiento y ciencia de la actividad física organizados en un libro paso a paso lo ayudará a comenzar en la dirección correcta en su viaje de entrenamiento!Para unirse a nuestro boletín gratuito por correo electrónico y tomar su libro gratis, visite el enlace y regístrese: www.hmwpublishing.com/gift

Finalmente, si usted ha disfrutado este libro, me gustaría pedirle un favor. ¿Sería tan amable de dejar una reseña para este libro? ¡Podría ser muy apreciado!

¡Gracias y mucha suerte!

Sobre el co-autor

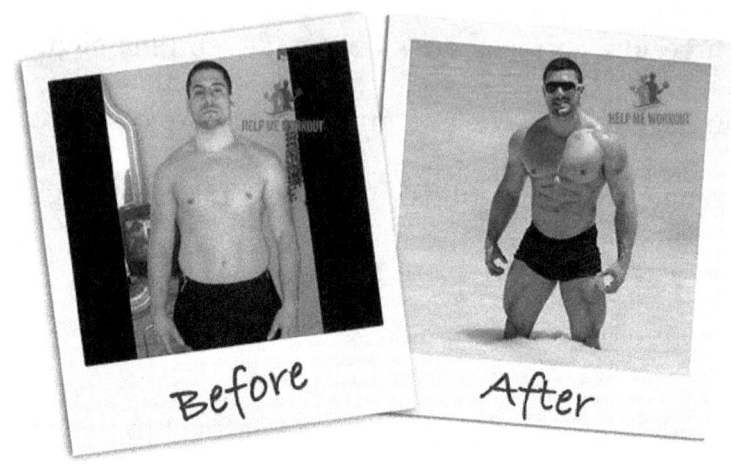

Mi nombre es George Kaplo; Soy un entrenador personal certificado de Montreal, Canadá. Comenzaré diciendo que no soy el hombre más grande que conocerá y este nunca ha sido mi objetivo. De hecho, comencé a entrenar para superar mi mayor inseguridad cuando era más joven, que era mi autoconfianza. Esto se debió a mi altura que medía sólo 5 pies y 5 pulgadas (168 cm), me empujó hacia abajo para intentar cualquier cosa que siempre quise lograr en la vida. Puede que usted esté pasando por algunos desafíos en este momento, o simplemente puede querer ponerse en forma, y ciertamente puedo relacionarme.

Después de mucho trabajo, estudios e innumerables pruebas y errores, algunas personas comenzaron a notar cómo me estaba poniendo más en forma y cómo comenzaba a interesarme mucho por el tema. Esto hizo que muchos amigos y caras nuevas vinieran a verme y me pidieran consejos de entrenamiento. Al principio, parecía extraño cuando la gente me pedía que los ayudara a ponerse en forma. Pero lo que me mantuvo en marcha fue cuando comenzaron a ver cambios en su propio cuerpo y me dijeron que era la primera vez que veían resultados reales. A partir de ahí, más personas siguieron viniendo a mí, y me hizo darme cuenta después de tanto leer y estudiar en este campo que me ayudó pero también me permitió ayudar a otros. Ahora soy un entrenador personal certificado y he entrenado a muchos clientes que han logrado conseguir resultados sorprendentes.

Hoy, mi hermano Alex Kaplo (también Entrenador Personal Certificado) y yo somos dueños y operadores de esta empresa editorial, donde traemos autores apasionados y expertos para escribir sobre temas de salud y ejercicio. También tenemos un sitio web de ejercicios en línea llamado "HelpMeWorkout.com" y me gustaría conectarme con usted invitándolo a visitar el sitio web en la página siguiente y registrarse en nuestro boletín electrónico (incluso obtendrá un libro gratis).

Por último, si usted está en la posición en la que estuve una vez y quiere orientación, no lo dude y pregúnteme ... ¡Estaré allí para ayudarle!

Su amigo y entrenador,

George Kaplo
Entrenador Personal Certificado

Descargue otro libro de forma gratuita

Quiero darle las gracias por la compra de este libro y ofrecerle otro libro (igual de largo y valioso como este libro), "Errores De Salud Y Fitness Que No Sabe Que Está Cometiendo", completamente gratis. Desafortunadamente, este libro solo está disponible en inglés. Aún espero que disfrute este regalo.

Visite el siguiente enlace para registrarse y recibirlo: www.hmwpublishing.com/gift

En este libro, voy a desglosar los errores de fitness y salud más comunes, que probablemente está cometiendo ahora mismo, y voy a revelar cómo puede conseguir fácilmente la mejor forma de su vida.

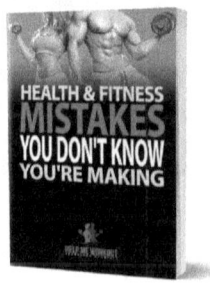

Además de este valioso regalo, también tendrá la oportunidad de conseguir nuestros nuevos libros de forma gratuita, participar en sorteos y recibir valiosos mensajes de correo electrónico de mi parte. Una vez más, visite el enlace para inscribirse: **www.hmwpublishing.com/gift**

Derechos de autor 2017 por HMW Publishing - Todos los derechos reservados.

Este documento de HMW Publishing propiedad de la empresa A & G Direct Inc, está orientado a proporcionar información exacta y confiable en lo que respecta al tema cubierto. La publicación se vende con la idea de que el editor no requiera rendir cuentas, oficialmente permitida, o de otra manera, de los servicios cualificados. Si es necesario el asesoramiento, legal o profesional, se le asignara una persona experta en la materia.

A partir de una Declaración de Principios que fue aceptada y aprobada igualmente por un comité de la Asociación Americana de Abogados y un Comité de Editores y Asociaciones.

De ninguna manera es legal reproducir, duplicar, o transmitir cualquier parte de este documento, ya sea por medios electrónicos o en formato impreso. La grabación de esta publicación está estrictamente prohibida, y cualquier almacenamiento de este documento no está completamente prohibido a menos que cuente con el permiso escrito por el editor. Se reservan todos los derechos.

La información proporcionada en este documento es veraz y coherente, en la que todas las responsabilidades, en términos de falta de atención o de otra manera, por cualquier uso o abuso de cualquier política, procesos o instrucciones contenidas dentro de la responsabilidad solitaria y absoluta del lector destinatario. Bajo ninguna circunstancia ninguna responsabilidad legal o culpa se llevarán a cabo en contra del editor para cualquier reparación, daños o pérdidas económicas debido a la información que está en este documento, ya sea de forma directa o indirecta.

La información que aquí se ofrece es únicamente con fines informativos, y es universal como tal. La presentación de la información es sin ningún tipo de contrato o ningún tipo de garantía.

Las marcas comerciales que se utilizan son sin ningún tipo de consentimiento, y la publicación de la marca es sin permiso o respaldadas por el propietario de la marca. Todas las marcas comerciales y marcas dentro de este libro son solamente para aclarar los propósitos y son propiedad de los mismos dueños, que no están asociados con este documento.

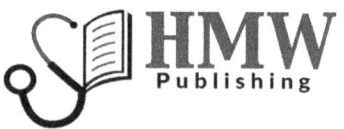

Para libros más avanzados visite:

HMWPublishing.com